Rudolf Habringer
Alles wird gut

2. Auflage 2007

Grafische Gestaltung: Dorothea Löcker, Wien
Umschlagabbildung: © John-Francis Bourke/zefa/Corbis
Druck- und Verarbeitung: Remaprint, Wien
ISBN 978-3-85452-619-3

Informationen über das aktuelle Programm
des Picus Verlags und Veranstaltungen unter
www.picus.at

Rudolf Habringer

Alles wird gut

Liebesgeschichten

Picus Verlag Wien

Inhalt

Einer muss wachen, heißt es. Einer muss da sein.

FRANZ KAFKA

Capriccio privat

Deshalb verwirklicht der Mensch sich nur in der Liebe, weil sie ihm blitzhaft das Bild seiner zukunftslosen Lage vor Augen führt, und nicht, wie die Idealisten behaupten, weil sie eine Annäherung an eine bestimmte Form des Ewigen wäre.

ALBERT CAMUS

Erstens gibt es keinen Zufall.
Zweitens bin ich verliebt.
Drittens bin ich unglücklich.
Meine kleine dreisätzige Symphonie.
Ich bin ein Esel. Das ist die Coda.

Max ruft an, und alles beginnt.

Das Wesentliche ereignet sich bei mir ausschließlich an heißen Tagen. An einem heißen Tag habe ich mir vor Jahren im städtischen Freibad die große Zehe gebrochen und meinen Ferienjob im Kurorchester in den Schweizer Bergen absagen müssen. An einem heißen Sommertag habe ich auf der Fahrt zu einem Liederabend mit Werken des unbekannten norwegischen Komponisten Ole Stenberg die Noten in der Straßenbahn liegen gelassen und nicht mehr zurückbekommen. Das Konzert begann mit einer Stunde Verspätung: Der Kopierer am Konservatorium war kaputt, der Hausmeister hatte seinen freien Tag und war unauffindbar, jemand musste schließlich mit einem der anwesenden Besucher, einem Gynäkologen, in dessen Praxis fahren, um die Noten zu kopieren.

Heiße Sommertage und Unfälle, Hitze und Lebensverzweiflung gehören bei mir zusammen.

Max ruft an, ich schwitze, sitze in kurzen Hosen am Klavier und arbeite am Skrjabin-Prélude Nummer elf, Allegro Assai, fünf Kreuz, Sechsachteltakt, diese perlende Aufwärtsbewegung in der linken Hand. Als alles beginnt.

Max und heißer Tag. Sein Anruf. Wie alles zusammenpasst.

Max spielt Flöte. Nichts gegen Flötisten bitte, keine Vorurteile jetzt. Max ist ein besonderer Flötist und mein Freund. Das ist das Problem. Wir haben gemeinsam studiert, vier Jahre Tür an Tür in einer WG gewohnt. Geübt, Karten gespielt und Curryreis gekocht. Zu viel geübt, zu wenig ausgegangen.

Plötzlich bist du dreißig und hast über Frauen immer bloß theoretisiert. Frauen sind schön, Theoretisieren ist schön. Beides muss nicht zwangsläufig zusammengehen.

Das ist Max' Steckenpferd: Harmonikale Grundlagen, Musiktheorie. Auf der Hochschule wurde er für seine Leidenschaft gefürchtet. Das ist derjenige, mit dem man sich ausschließlich über Theorie unterhalten kann, haben sie gesagt. Und das ist sein Freund, haben sie gesagt, und auf mich gezeigt. Sie haben uns gemieden. Im Hörsaal, im Seminarraum, in der Mensa: immer einen Sicherheitsabstand gehalten.

Besonders die Frauen.

Dabei hätten sie mir gefallen. Geigerinnen mit zarten Fingern, Sopranistinnen, die so glockenhell herauslachten, sexy fand ich das, ich gebe es zu, Trompeterinnen, Posaunistinnen, die, gar nicht schüchtern, sich schon mal einen Mann griffen: Klischees seien das, meint man. Ich habe es selbst beobachtet. Sie machten es.

Aber nicht bei uns.

Wir saßen abseits und löffelten unsere Suppe allein, ein ungleiches Duett. Max dozierte, ich hörte zu. Er ein Single, ich ein Single. Anstatt uns ernsthaft Gedanken zu machen, wie wir es anstellen sollten, angehende Sängerinnen, Bläserinnen, Schauspielerinnen, Frauen im Allgemeinen auf uns aufmerksam zu machen, redeten wir ausschließlich über halbverminderte Skalen und die Aleatorik, Obertöne und übermäßige Akkorde. Stundenlang, monatelang, jahrelang. Wir schlugen eine Schneise durch einen Dschungel aus Zahlen und Tonleitern, bezifferten Bässen und schrägen Intervallen.

Es gibt keinen Zufall, dozierte Max, die Tatsache, dass wir hier beieinander säßen, mag dir, also mir, er meinte mich, zufällig erscheinen, dass wir uns am Tag der Einschreibung auf der Musikhochschule scheinbar zufällig vor dem schwarzen Brett getroffen und uns im gleichen Moment, beide auf der Suche nach der Evidenzstelle, angesprochen hätten, sei niemals ein Zufall gewesen.

Evidenzstelle. Welch ein Wort. Max sprach es aus mit glänzenden Augen. Evidenz: Was nichts anderes meine als die deutliche Gewissheit, dass wir zusammengehörten. Kein Zufall.

Was ist mit der Indetermination, fragte Max rhetorisch. Die Indetermination als musikalisches Prinzip. Das sei doch die Unbestimmheit als Prinzip, aber die Unbestimmtheit sei eben mit dem Zufall nicht zu verwechseln.

Das war mir deutlich zu hoch. Da stand ich daneben, jahrelang klebte ich an Max fest. Konnte nicht weg. Determiniert. Evident. Keine Frauen, nicht einmal annähernd. Theoretisch Polyharmonik, Polyrhythmie, Polyphonie. Praktisch nur Monotonie.

Wir wohnen nicht mehr zusammen, Max tingelt als freier Musiker durch die Lande, verdient sich sein Geld substituierend in verschiedenen Orchestern, rauft sich regelmäßig bei Vorspielen um rare Stellen, hält sich ein paar Privatschüler und frettet sich durchs Leben.

Sich *durchfretten*: von *Frettchen*, dem Nagetier, halbzahmer Verwandter des Iltis.

Treffen sich eine Schlange und ein Vogel. Wie geht's so, fragt der Vogel. Na, man schlängelt sich durchs Leben, sagt die Schlange. Und wie geht's dir?

Mir geht's immer mittel bis schlecht, meistens eher schlecht als mittel, ich bin sesshaft geblieben, bringe Schulanfängern die ersten Töne auf dem Klavier bei, ein zweifelhaftes Vergnügen.

Es ist heiß. Ich sitze beim Skrjabin-Prélude und versuche mich am Fingersatz. Versuchen ist gut. In Wirklichkeit von einer Übehemmung befallen, hocke ich, bloßfüßig, in meiner Lieblingskurzenhose, der mit dem Gummizug, am Klavier. Sanft sucht sich ein Rinnsal Schweiß den Weg wirbelsäulenabwärts Richtung Gesäß. Steigt die Temperatur auf über achtundzwanzig Grad im Schatten, befällt mich die Lähmung. Meine Beine kleben am Sesselholz fest. Ich kann mich nicht konzentrieren, bin müde und faul, möchte nur liegen, wünsche mich weit weg, phantasiere mich an einen fernen Strand, dorthin, wo mich keiner kennt.

Das Telefon klingelt. Max ist in der Leitung. Er probe gerade mit einer Tanztheatergruppe, die demnächst auf Tournee gehen werde, der Pianist sei ausgefallen. Ob ich Lust hätte, in die Produktion einzusteigen? Er gibt mir die Probentermine durch, nennt die voraussichtliche Gage.

Die Ferien stehen vor der Tür. Habe ich Lust zu touren? Gelsenkirchen, Celle, Rostock, Halle, Pulsnitz, Bischofswerda, Stolpen? Gelsenkirchen ist nicht die Welt, denke ich. Und wo, um Himmels willen, liegen Pulsnitz und Stolpen? Klingt verdächtig nach Schwerpunkteinsatz in der Ex-DDR.

Ich überlege, durchkämme meinen Terminkalender. Schließlich sage ich zu. Meine erste Probe sei an einem Dienstag, der Probenraum befinde sich auf dem Gelände einer aufgelassenen Fabrik. Ein Pianino, gestimmt, werde angeliefert. Er, Max, freue sich auf die gemeinsame Zeit mit mir. Sagt es und legt auf.

Ein paar Tage später bin ich zur ersten Probe gestellt. Eine zugige Lagerhalle, nackte Glühbirnen starren von der Decke, der Betonboden ist mit schwarzer Gummimatte, die am Rand Blasen wirft, abgeklebt, das Pianino entpuppt sich als klappriges Modell polnischer Herkunft, natürlich ungestimmt. Darauf hätte ich wetten können. Fünf Musiker begleiten die Tänzer: Schlagzeug, Klavier, Cello, Flöte und Geige.

Mühsam suche ich mir einen Weg durch den Notenwald, den mir mein Vorgänger hinterlassen hat. Nächtliche Übungseinheiten daheim mit Kopfhörer am Elektropiano. Vorerst kein Blick für die Compagnie, die sich in den Endproben für eine Performance befindet. Worum es inhaltlich geht, habe ich noch nicht mitbekommen.

Die Freude, Max wiederzusehen, währt nur kurz: Nach einer Woche verfügt er sich zu einem Vorspiel in eine ferne Stadt, sein Part wird nicht nachbesetzt, unsere Choreographin (flammrotes schulterlanges Haar, massig Indien-Erfahrung, Biertrinkerin) ist plötzlich auch mit einem Quartett zufrieden.

Wir sitzen seitlich mit Blick zur Bühnenmitte, vor uns zehn Tänzer, fünf Frauen, fünf Männer, Bewegungsakrobaten alle. *Contemporary Dance* heißt das. Habe ich vorher noch nie gesehen. Aber schön zum Anschauen. Nach einigen Tagen habe ich die Musik in den Fingern, taktiler Typ, der ich bin. Immer will ich alles betasten, mit Fingern erspüren.

Jetzt habe ich auch Zeit, die Truppe bei der Arbeit zu beobachten. Vergleichsweise sind wir Musiker Faulpelze. Ohne großes Aufwärmen nehmen wir mit unseren Instrumenten Platz und fiedeln, klopfen, blasen Musik, die in Noten vorgekaut vor uns liegt, während die Compagnie werkt wie eine Fußballmannschaft vor dem Entscheidungsspiel. Bevor noch die Arbeit am Stück beginnt, läuft ein schweißtreibendes Warming-Up, eine Mischung aus Cooper-Test und Aerobicstunde. Ein Strecken, Laufen, Trippeln, Springen, Dehnen, Drehen und Winden fängt an. Drahtig, durchtrainiert sind sie alle, nach kurzer Zeit glänzt ihre Haut, der Schweiß zeichnet dunkle Linien auf Baumwollshirts und Bodys.

Muskelspiel: Sie *begreifen*, *erkennen* einander im Tanz. Unermüdlich werden die Schrittfolgen wiederholt. Leicht soll alles aussehen, spielerisch. Bewegung und Gegenbewegung, Gleichschritt und gewollte Asynchronität, Dialektik der Gesten: Geben und Nehmen, Ziehen und Sträuben, Führen und Verweigern. Wir Musiker geben Impulse, die Tänzer setzen sie um in Bewegung.

Tagelang probieren wir Tableaus und Formationen, später wird an den Soli gefeilt. Für jedes Solo ist ein anderes Instrument zuständig.

Erst jetzt entdecke ich die, die ich zum Solo begleiten soll: Klein ist sie, zierlich, sie hat ihr schwarzes Haar zu einem Pferdeschopf gebunden. Dunkel, fast bronzefarben ihre Haut. Eine Südamerikanerin? Ihr Name: Inés, Betonung auf der zweiten Silbe, ein Name wie ein Auftakt.

Die anderen sind nach Hause gegangen, es ist später Nachmittag, schräg schneidet die Sonne eine Schattenlinie in den Raum, wir proben zu dritt: Carla, die Choreographin, die immer auf eine spontane Eingebung hofft und nimmt, was ihr der Augenblick schenkt, Inés, die Tänzerin, ich am Klavier.

Ich schlage eine Taste an, löse die Dämpfung, ein Ton macht sich breit, Inés beginnt zu tanzen.

Staub flirrt im Licht, barfuß gleitet sie über den Gummiboden, zieht Bahnen, sinkt nieder, verschlingt die Hände über dem Kopf, wirft ihn in den Nacken, schüttelt das Haar, richtet sich wieder auf, macht einige Trippelschritte, bleibt abrupt stehen, krümmt ihren Körper, geht langsam auf mich zu. Über einem Orgelpunkt schichte ich Cluster über die ganze Tastatur verteilt auf, ein Rauschen schwillt an, verebbt langsam bis zur Lautlosigkeit. Jetzt treffen sich unsere Augen, für einen Moment verharrt Inés ohne Bewegung.

Ich höre sie atmen, ein Schnauben in der Stille, sie ist mir so nahe, dass ich die feinen Härchen an ihrer Oberlippe und an ihren Armen erkennen kann.

Dann beginnt sie mit den Händen zu locken, zu spielen, sie reibt ihre Daumen an den Fingern, als fühle sie einen kostbaren Stoff, vorsichtig setzt sie Schritt für Schritt rückwärts, jetzt lässt ihr Blick von dem meinen, sie entwindet sich in einer Pirouette, setzt an zu einem Sprung.

Das ist der Augenblick, in dem ich mich in sie verliebe.

Wie sie den Kopf hin und her wiegt, ihr leichtes, schwebendes Lachen, ein leises Gurren beinahe, wie sie nickt, wenn Carla auf sie einspricht, wie sie die Stirn in Falten legt, während sie einen Vorschlag der Choreographin abwägt. Ihre Ohrläppchen. Der Mund. Ihre dunklen Augen. Die nackten Fesseln.

Ich spreche kein Wort mit ihr, ich frage in Klängen, sie antwortet mit ihren Bewegungen, allmählich finden wir einen Rhythmus, wiegen uns in einem gemeinsamen Takt. Carla ist noch nicht zufrieden mit dem Ergebnis, Inés verschwindet nach Ende der Probe schnell in der Dusche, ich lasse mir absichtlich Zeit, um noch einen Blick von ihr zu erhaschen, sehe aber nur mehr, wie sie sich aufs Rad schwingt und in Richtung Zentrum davonfährt. Ich gehe nach Hause, abends versuche ich zu lesen und sehe doch nichts als ihren Körper, ein Schwingen, ein Fliegen, ein Schweben im Kopf.

Ich habe mich in eine Tänzerin verliebt. Nur nichts mit Frauen bei der Arbeit anfangen, heißt es. Schwierig.

Wie viele Musiker bin auch ich kein Tänzer. Um Discos und Raves mache ich einen weiten Bogen, sobald Tanzmusik erklingt, ergreife ich die Flucht oder möchte lieber selbst spielen. Lieber andere antreiben, bewegen.

Ein Klavierhocker bin ich, träge und unbeweglich geworden. Viel zu wenig Sport getrieben in den letzten Jahren, den Körper vernachlässigt.

Mir fehlte die Zeit. Immer üben für den Ernstfall. Der Ernstfall heißt Aufführung, Konzert, Performance und bedeutet Zerstreuung, Unterhaltung, Nichternstfall für die Zuschauer.

In meinem Kopf war Musik und sonst nichts. Außer Max hatte ich keine Freunde. Von Frauen ganz zu schweigen. Im Herzen wuchs mir ein Loch, eine kleine Grube, mit nichts ausgefüllt, leer. Hoffen und Warten auf einen anderen Menschen, für den ich dann doch keine Zeit gehabt hätte.

Wenige Tage vor Beginn der Tournee verliebe ich mich in eine Tänzerin. Hoffnungslos.

Ich trage Fakten zusammen.

Eins:

Samstagvormittag in einem Supermarkt. An einer unübersichtlichen Ecke zwischen Katzenfutter und Toiletteartikeln stoße ich beinahe mit Inés zusammen. Noch bevor sie mich bemerkt, kann ich die Doppelpackung Leberkäse in Plastikfolie, die ich in Händen halte, unauffällig hinter einer Palette Klopapier verschwinden lassen. Inés ist zu einem Schwatz aufgelegt. Beim Sprechen streicht sie ihr Haar hinters Ohr. Ich freue mich wahnsinnig, sie zu sehen, gleichzeitig schäme ich mich, fühle mich des Leberkäses wegen ertappt. Augenblicklich laufe ich dunkelrot an, schäme mich fürs Rotwerden, meine Röte steigert sich ins Unermessliche, mein Kopf glüht. Inés hat Joghurt, Brioche und Trüffelschokolade eingekauft. Später besorge ich mir zwei Tafeln der gleichen Sorte und lasse sie mir genüsslich auf der Zunge zergehen.

Zwei:

Carla hat Geburtstag, nach der Probe gibt es im Café Sekt für alle. Wir stehen am Tresen und gratulieren, großes Hallo. Inés kommt extra her, um mit mir anzustoßen. Sie zwinkert mir freundlich zu. Später bin ich mir sicher: Das macht sie so mit keinem. Ein Gratisgeschenk, exklusiv. Wertung: absolut liebenswert, absolut süß! Beobachten, wie es mit dem Zuzwinkern weitergeht.

Drei:

Regentag, Gedränge im Bus. Ich stehe bewegungsunfähig in der Menge, an einer Haltestelle im Zentrum steigt Inés zu, bekommt gerade noch einen Platz in der Nähe des Ausstiegs, hält sich an der Stange neben der Tür fest. Weil sie mir den Rücken zuwendet, bemerkt sie mich nicht. Ich gebe mich nicht zu erkennen. Vier verschiedene Hände suchen Halt an der Stange. Meine verweilt direkt neben der von Inés, vier Stationen lang. Welch schöne, langgliedrige Finger sie hat, die Nägel sind farblos bemalt. Als sie aussteigt, streift sie meinen Handrücken. Mein Herz klopft rekordverdächtig.

Die Tage, die folgen, sind schlimm. Ich gehe versehentlich bei Rot über die Kreuzung und werde beinahe niedergefahren, ich vergesse einen Termin bei meinem Therapeuten und muss die Stunde trotzdem bezahlen, ich gieße mir Olivenöl statt eines Sherrys ins Glas, gedankenlos sitze ich die Stunden bei meinen Schülern ab.

Ich regrediere: Bin wieder dreizehn, verehre, bete an, schreibe kleine Gedichte, vertone kurze, kitschige, schmachtende Poeme, lebe einen Tagtraum und spreche mit keinem Menschen darüber.

Sie hat einen Freund, das habe ich schnell herausgefunden. Ein stämmiger Bursche mit breiten Schultern, dunkel wie sie, auch er ein Tänzer. Mehrere Male bereits hat er in dem kleinen Café gegenüber der Fabrik, wo wir manchmal nach Probenschluss zusammensitzen, auf sie gewartet.

Nach einer Probe suche ich Carla, ich habe vergessen, einen Termin zu koordinieren, und wage mich ins Chaos der engen, mit Gerümpel voll gestopften Garderoben, da laufen die Tänzer nass vom Duschen und unbekleidet herum. Mit bloßen Brüsten, die Haare mit einem Handtuch zu einem Turban aufgesteckt, spaziert Inés an mir vorbei, ihre Nacktheit ist das Selbstverständlichste auf der Welt.

Nachts träume ich davon, sie zu küssen. In Wirklichkeit habe ich noch immer fast kein Wort mit ihr gewechselt. Bloß *Hallo! Ça va? Ciao!*

Man küsst sich zur Begrüßung auf die Wangen. Französische Dreifachkombination, linksrechtslinks.

Inés hat einen Freund. Ich bin Musiker, ich muss funktionieren, die Einsätze sollen stimmen, das Tempo gleichmäßig sein, die Lautstärke wie vereinbart.

Die Tournee beginnt. Musik machen ist Arbeit. Gelsenkirchen sieht aus wie Bonn, sieht aus wie Celle, sieht aus wie Bergisch-Gladbach: ein stickiger Flachbau, Theaterneubau aus den siebziger Jahren, Schalensessel in orange oder gelb. Ehemalige FDJ-Kulturhäuser im Osten unterscheiden sich davon höchstens durch Holzbestuhlung und dadurch, dass die Stromanlagen manchmal zusammenbrechen.

Der Kaffeeautomat als Zufluchtsstätte. Der Tag vergeht mit Aufbauen, Sound- und Lichtcheck. Das Essen, geschmacklose, kalt gewordene Pizzen, wird angeliefert, wir vertilgen sie auf Papptellern im Foyer. Draußen ist es heiß oder es regnet oder es hagelt, wir verbringen die Tage im Bauch der Theater, die ungerührt unsere Lebenszeit verdauen.

Der späte Nachmittag: Ein müdes Herumhängen in Hotelzimmern, Zappen am Fernsehapparat, jeder ist mit sich allein beschäftigt, abends, nach dem Aufwärmen der Truppe, treffen wir Musiker im Theater zur Durchlaufprobe mit Licht und Kostümen ein. Nichts will klappen, der Boden schlägt Falten, ein Scheinwerfer zerbirst, die Tonanlage überschlägt sich. Dann die Aufführung: Stunde der Konzentration, vor Beginn stehen wir im Kreis auf der Bühne beisammen. Draußen murmeln die Zuschauer, wenige Meter, durch einen Vorhang von ihnen getrennt, fassen wir uns an den Händen, beschwören die Musen, flüstern uns Mut zu.

Später mein Lichtblick: das Solo von Inés, jener Moment,

wo sie dem Flügel näher kommt. Der Augenblick, den mir niemand nehmen kann, weil er zur Performance gehört. Diese Sekunde bleibt, ich möchte sie einfrieren, eine Ewigkeitsfermate über ihn setzen. Ihre lockenden Augen, ihr zwingendes Lächeln, wie sich die Muskeln an ihren Unterarmen straffen. Dann löst sie den Blick, das Stück geht weiter.

Spätabends fallen wir erschöpft in die Betten. Vergeblich haben wir nach einem Restaurant gesucht, in dem es noch warme Küche gibt, stattdessen verdrücken wir an einem Tankstellenimbiss einen trockenen Hamburger.

Bergisch-Gladbach, Gelsenkirchen, Pulsnitz: alles gleich, alles austauschbar. Nur die Lokalzeitungen wechseln, belustigt schieben wir uns die Vorankündigungen auf den Kulturseiten zu. Die Wortwahl der Journalisten deckt sich mit der Presseaussendung unserer Choreographin, einer geschickten PR-Managerin.

Erstaunt lesen wir über die politische Bedeutung unseres Stückes, das für uns bisher nur aus einer Abfolge von Noten, aus Schritten, aus Vereinbarungen, Abläufen, Pausen, Tempi und Stopps bestanden hat.

Jetzt plötzlich erfahren wir, wovon handelt, was wir treiben: vom rasenden Stillstand des beginnenden Jahrtausends. Vom Taumel auf dem Vulkan. Von der Verzweiflung und der Liebe. Der Vergeblichkeit. Wir lesen, wir staunen, wir nehmen zur Kenntnis.

Das also bedeutet, was wir auf die Bühne stemmen.

Ich habe den Mund nicht halten können und Max von Inés erzählt. Erstaunlicherweise hat er mir zugehört. Wenn du dich für sie interessierst, musst du ihr das auch zeigen, sagt er, was mir längst klar ist.

Der Tänzer, der Freund, ihr Muskelmann, werfe ich ein. Gegen den hätte ich keine Chance.

Vergiss ihn, sagt Max mit einer Sicherheit im Ton, als

spräche er von der Tritonussubstitution. Du musst deine Stärken hervorkehren.

Stärken hervorkehren. Wie leicht sich das sagt. Ich habe die dreißig bereits überschritten. Auch bei Nachsicht aller Taxen gehe ich nicht einmal mehr als Spätpubertierender durch.

Ich grüble über meine Stärken nach. Mir fällt nichts ein, außer, dass ich ein mittelmäßiger Klavierspieler bin, der Schwierigkeiten hat, eine Glühbirne auszutauschen.

Gut: Ich habe die Führerscheinprüfung bestanden. Im Gegensatz zu Max. Der ist zweimal durchgefallen und fährt konsequent Bahn und Taxi. Ich beherrsche Lesen und Schreiben. Kopfrechnen fällt mir leider schwer. Ich esse gern und habe leichtes Übergewicht.

Ich bin ein Idiot. Stärken hervorkehren: ein Witz! Ich weiß nicht einmal, was eine Stärke ist. Ich fürchte, dass ich nichts als langweilig bin. Vielleicht sollte ich meiner Neigung zum Serienmörder ernsthaft nachgehen. Serienmörder, habe ich einmal gelesen, sollen eine stark erotisierende Wirkung auf Frauen ausüben.

Ich breche die Grübelei ab und spiele Bach vom Blatt, beginne mit dem H-Moll-Präludium aus dem Wohltemperierten Klavier. Neben dem Pianino liegt eine Packung Kartoffelchips, die sich während des Übens langsam leert. Scheinbar wie von selbst.

Du liebst ein Phantom, rede ich mir tagelang ein. Deine Verliebtheit ist kopflos, Ausdruck deiner Midlifecrisis, eine blanke Projektion. Ich schelte mich.

Vielleicht verbirgt sich in Inés bloß das Urbild meiner Mutter, die ich vergeblich für mich einzunehmen versucht habe, vielleicht auch das Urbild der Frau schlechthin.

Ich verbiete mir, an Inés zu denken. Ich nenne mich kindisch, lächerlich, einfältig, setze mich an den Schreibtisch und reime trotzdem *verliebt* auf *dass es dich gibt*.

Ich beginne zu joggen, um zu vergessen, ich lerne Tucholskys Gedicht *Also wat nu – Ja oder Ja?* auswendig, um auf andere Gedanken zu kommen, ich kaufe mir eine Karte für eine Wagneroper, um mich für meine ungebührliche Begehrlichkeit zu bestrafen. Vergeblich. Ich denke an Inés und freue mich auf die nächste Vorstellung.

Jetzt habe ich schon einiges über sie *herauseruiert*, kenne ihre Telefonnummer (immer brauchbar), ihren Geburtstag (anonym Blumen schicken?) und weiß über ihre Vorlieben Bescheid (Plüschtiere, die Farbe Rot, französische Spielfilme). Sie liebt die mexikanische Küche (soll ich ihr vorschlagen, gemeinsam zu kochen?) und schreibt gerne Tagebuch (ob ich drinnen vorkomme?). In ihrer Wohnung ist sie allein gemeldet, den Freund trifft sie meist nur am Wochenende. (Was treibt sie abends?) Zwischen den Produktionen jobbt sie im Frühdienst als Serviererin in einem Lokal in der Nähe des Bahnhofs. (Wie stelle ich es an, zufällig dort zum Frühstück aufzukreuzen?)

Es gibt keinen Zufall. Nach einer mehrwöchigen Aufführungspause trifft sich die Compagnie zu einem Gastspiel in der Schweiz, in Bern. Die Gruppe reist gemeinsam im Zug an, ich bin von der Musikschule als Korrepetitor für einen Vortragsabend eingeteilt. Statt Schubert und Wolf begleite ich Lieder von Michael Jackson und Bette Middler. Eine junge Sängerin vergisst während der Darbietung den Text und verlässt heulend die Bühne. Gemeinsam mit der Gesangslehrerin trockne ich Tränen bis nach Mitternacht.

Anderntags reise ich mit der Bahn nach.

Unsere Unterkunft befindet sich in einer einfachen Pension in der Berner Vorstadt, als ich eintreffe, ist die Gruppe bereits zum *Spacing* vorausgefahren, die Concierge nimmt mir das Gepäck ab und bestellt ein Taxi, das mich ins Theater karrt.

Was folgt, ist Routine: Aufwärmen, Soundcheck, Stellprobe. Als wir in die Villa zurückkehren, ist es bereits dunkel.

Dann geschieht etwas, womit ich nicht gerechnet habe: Das Haus verfügt lediglich über drei Einzelzimmer, der Rest ist auf Zweibettzimmer verteilt. Carla hat, damit es keine zeitraubenden Diskussionen gibt, die Betteneinteilung eigenmächtig vorgenommen.

Es ergibt sich, dass ich mit Inés ein Zimmer teile. Ich glaube, mich verhört zu haben. Nein, es stimmt. Ich solle mich zu ihr ins Doppelzimmer legen. Es sei kein anderes mehr frei.

Ich spüre, wie ich anlaufe: Farbe Rot. Alarm! Es gibt keinen Zufall. Aber es gibt Situationen, mit denen ich nicht zu rechnen wagte.

Die Concierge weist mir den Weg in den zweiten Stock, einen kleinen, gemütlich eingerichteten Raum mit Doppelbett, Inés ist nicht im Zimmer, als ich eintrete. Ein Nachtkästchen in der Ecke ist mit ihren Sachen belegt: Schminktäschchen, ein Taschenbuch, umgeknickt, ich kann den Titel nicht erkennen, auf einem Kleiderbügel hängt ein schwarzes Trikot, am Fußboden stehen ein Paar Ballerinas sowie die schwarzen Stöckelschuhe, die sie im Stück trägt.

Erschöpft von der Probe, ausgelaugt von der Reise, lege ich mich aufs Bett. Wenige Minuten bleiben Zeit, mir vorzustellen, was jetzt geschehen wird.

Dann kommt Inés herein, mit nassen Haaren, die Duschen befinden sich draußen im Flur, bei den Unterkünften wird immer gespart, die Reisekosten müssen niedrig gehalten werden. Sie lächelt mich an, zwinkert mir zu.

Wir werden die Nacht schon überstehen, was meinst du, fragt sie heiter. Sie freut sich, mich zu sehen. Meinung habe ich augenblicklich keine.

Inés trägt einen weißen Bademantel, die Haare fallen offen über ihre Schultern. Sie ist barfuß, an der Fessel des linken Fußes baumelt ein goldenes Kettchen. Wie bestimmt sie die Ballen am Boden aufsetzt. Tänzerinnen erkennt man am

Gang. Dann macht sie das Lämpchen neben ihrem Nachtkästchen an und löscht das Zimmerlicht.

Wenig später gehe auch ich duschen, draußen ziehe ich mich um, schlüpfe in meinen alten, ausgewaschenen Pyjama. Als ich zurückkomme, sitzt sie mit dem Rücken zu mir auf dem Bett und frisiert sich das Haar.

Jetzt könnte ich endlich das Gespräch führen, das ich mir so oft vorgestellt habe. Wer in der Gruppe reist, hat selten Gelegenhcit, unter vier Augen zu reden.

Ich liege, denke im Kreis, bin im Kopf blockiert. Jetzt keinen Fehler machen. Mich ja nicht dumm anstellen.

Inés ist es, die zu fragen beginnt. Warum ich erst heute nachgekommen sei? Ich erzähle die Geschichte einer unglücklichen Sängerin, die ihren Text vergisst.

Inés lacht. Die Frau werde darüber hinwegkommen. Ihr sei auch schon passiert, dass sie ganze Schrittfolgen verwechselt habe. Aber auf einer Bühne befänden sich immer Rettungsanker, wenn man einmal die Konzentration verliere, eine Bodenmarkierung, eine unebene Stelle, ein Scheinwerferständer.

Sie hat den Bademantel abgelegt. Ihre Schultern glänzen von Körperöl, sie trägt keinen BH. Sie beugt sich vor, ich wage nicht hinüberzusehen. Was macht sie? Massiert sie sich die Füße?

Ich schließe die Augen und mache den Mund auf. Rede irgendetwas. Ich höre, wie sie antwortet, ich verstehe nicht, was sie sagt. Sie lacht ihr gurrendes Lachen. Als ich die Augen wieder öffne, steht sie vor dem Tischchen neben dem Bett und kramt in ihrem Koffer. Sie ist nackt, ich sehe ihren Rücken und ihren Hintern, ihr Haar ist ein fließender Strang zwischen den Schulterblättern. Mit einem Klacks schlägt sie den Koffer zu, sie hat offenbar gefunden, was sie gesucht hat, blitzschnell lässt sie sich zurück ins Bett fallen, zieht die Decke hinauf bis zum Kinn.

Sie sei müde. Vielleicht werde sie noch ein wenig lesen. Sie zeigt mir das Buch, dessen Titel ich zuvor nicht entziffern konnte. *Der Fremde* von Camus. Sie liest die spanische Ausgabe.

Ja, ich kennte das Buch, hätte es vor Jahren gelesen.

Es gefalle ihr, ein wenig düster sei es, aber traurig und schön. Das habe sie gern.

Sie flüstert ein paar Worte auf Spanisch. Ich kann nicht Spanisch, sage ich und schäme mich auf der Stelle.

Inés wechselt zu akzentfreiem Deutsch. Sie riecht nach Pfirsich, verwendet wohl eine Creme oder ein Parfüm mit dieser Geschmacksrichtung. Sie hat sich tief in ihrem Polster verkrochen, mit der rechten Hand hält sie das Buch knapp vor die Augen (ist sie kurzsichtig?), die Linke liegt locker in ihrem Nacken. Die Achselhöhle ist rasiert, eine rätselhaft anziehende kleine Mulde.

Ich muss mich zwingen, nicht ständig zu ihr hinüberzusehen.

Wir liegen da und schweigen. Sie liest, ich möchte nicht stören. Auch ich habe ein Buch auf dem Nachtkästchen liegen, einen einfach gestrickten Kriminalroman, der gegen ihren Camus nichts ausrichten kann. Ich geniere mich, ihn aufzuschlagen.

Plötzlich klappt sie das Buch zu, dreht sich zu mir um und zwinkert mir erneut zu. Ihre dunklen Augen. So nahe habe ich sie noch nie gesehen. Sie weicht meinem Blick nicht aus, ich nicht dem ihren. Gleich schmelze ich.

Bist du müde, fragt sie. Ich nicke und versuche, zurückzulächeln. Weiß nur nicht, ob das Lächeln gelingt.

Sie knipst die Lampe aus. Die Vorhänge sind zugezogen. Schlagartig ist es stockdunkel. Noch liegen wir beide wach.

Morgen wird ein anstrengender Tag, sage ich. Nachmittags die Durchlaufprobe, am Abend die Aufführung.

Ich habe mir den Fuß gezerrt, den rechten, sagt sie. Das behindere beim Springen. Sie atmet tief durch. Ich wage nicht, mich zu rühren.

Wir schweigen. Entweder oder, denke ich, entweder du sagst jetzt etwas, oder sie schläft ein.

Inés, sage ich, so zärtlich ich kann. Ich glaube, dass ich sie noch nie mit Namen angesprochen habe. Ich höre, wie sie sich bewegt, ich vermute, dass sie sich aufrichtet.

Ja, sagt sie. Sonst nichts.

Weißt du, woran ich manchmal denke, wenn es mir nicht gut geht, frage ich.

Keine Ahnung, sagt sie. Sie hätte scherzen können in diesem Augenblick, sie hätte meine Frage ironisieren können. Sie tut nichts dergleichen. In diesem Moment merke ich, dass sie spürt, wie aufgeregt ich bin.

Ich denke an dein Solo, sage ich. Es ist schön, wie du tanzt, ich freue mich darüber, dass ich dich begleiten darf.

Pause. Sie knipst die Lampe an. Sie hebt sich leicht aus dem Kissen und beugt sich herüber zu mir. Ich sehe den Ansatz ihrer kleinen Brüste, von ganz nahe schauen wir uns an.

Später sagte ich mir immer, wenn ich mir diese Sekunden in Erinnerung rief: Da war ein Schimmer in ihrem Gesicht, ein Glanz, fast, als ob sie Tränen in den Augen gehabt hätte.

Stärken ausspielen, sagte Max.

Sie beugt sich über mich: Ich sehe eine bildhübsche Frau, ich sehe einen Menschen, der berührt ist, einen, der sich freut. Mit der Hand streicht sie sanft über meinen Unterarm. Sie riecht nach süßem Pfirsich. Ich fühle ihr Gesicht. Sie gibt mir einen Kuss auf die Stirn. Kein französisches Linksrechts. Anders.

Danke, flüstert sie.

Ihr Atem geht schneller, ihre Stimme springt beinahe nicht an. Auch sie ist aufgeregt. Ich bekomme sie am Handgelenk zu fassen und drücke es leicht. Zartes Gelenk. Dann legt sie sich zurück auf ihre Seite und löscht das Licht.

Das ist alles, was es zu erzählen gibt.

Lange bleibe ich wach, lausche ihrem Atem, der sich langsam beruhigt, mit jedem meiner Atemzüge sauge ich den Geruch ihres Körpers ein. Ich liege neben der Frau, in die ich mich vor Wochen verliebt habe. Nackt liegt sie neben mir in einem Doppelbett in einer Pension in der Schweiz, nicht einmal einen halben Meter von mir getrennt. Würde ich meine Hand ausstrecken und unter die Bettdecke fahren, könnte ich ihren warmen Körper spüren, ihre zarte Haut streicheln. Etwa um die Gegend ihres Bauchnabels herum würde ich bei ihr ankommen. Mit sanften Fingern könnte ich sie vorsichtig berühren. Uns trennt nicht einmal eine Armlänge.

Und nichts mehr geschieht.

Der nächste Tag verläuft nach Plan. Bei der Durchlaufprobe fällt mir auf, dass Inés beim Solo den Augenkontakt vermeidet. Erst am Abend, vor Publikum, schaut sie mich wieder an. Sie hält den Blick länger als sonst. Die Aufführung wird ein Riesenerfolg. Die Zuschauer trampeln vor Begeisterung.

Spätabends noch, nach einem ausgelassenen Essen in einem Hinterzimmer eines Berner Restaurants, wo man extra für uns aufgekocht hat, gehen wir in alle Richtungen auseinander. Keiner weiß, wann die nächste Vorstellung ist, irgendwann werden wir uns wiedersehen.

Ciao, sagt Inés zum Abschied, und umarmt mich, was neu ist.

Im klapprigen Volkswagen des Cellisten fahre ich nach Hause zurück.

Ein paarmal habe ich sie seither angerufen.

Einmal treffen wir uns für eine halbe Stunde auf dem Bahnhof. Inés wirkt nervös und unkonzentriert. Sie habe Probleme mit ihrer Familie und mit ihrem Freund, erzählt sie kurz.

Ein weiteres Mal sagt sie vor einem vereinbarten Termin telefonisch ab. Ich rufe noch mehrere Male an, spreche ein paarmal auf Band. Sie ruft nicht zurück.

Es gibt keinen Zufall. Manchmal, selten, kommen wir einander so nahe, dass wir vermeinen, in das Innerste des anderen Menschen zu sehen. Dann ist es doch nur ein Hauch gewesen, eine Ahnung, ein Licht, das sich in einer Scherbe spiegelt.

In meinem Herzen war eine Grube, ein leeres Loch. Ich habe es mit einer Erinnerung, dem Augenblick gefüllt, als Inés sich mir zuwandte und mich ansah.

Manchmal noch bin ich unglücklich. Nenne mich weiter einen Esel. Gut möglich, dass das noch nicht die Coda ist.

Nitetalk

Rot blinkten die Ziffern der Studiouhr: Knapp vor halb zwölf.

Lisa spürte, wie die Müdigkeit kam. Dumpf, träge, bleischwer. Auf dem Tisch stand die leere Thermoskanne, der Verschluss war auf den Boden gerollt. Sie hatte Tee getrunken, Minzdrops genascht. Die Plastiktüte lag zerknüllt neben dem Schreibblock, in der Tasse hing ein schmutzig trüber Rand.

Hinter der Glasscheibe döste Mahnstein, den Kopf in die Hand gestützt, die Füße auf einem Bürosessel gelagert, die Brille war ihm verrutscht. Über die Tonregler war die Abendzeitung mit dem zu Ende gelösten Kreuzworträtsel gebreitet.

Jetzt sprachen sie während der Musikbrücken nichts mehr.

Die Studentin am Telefon gestikulierte heftig und machte sich auf einem Blatt Notizen. Vor der Sendung hatte Lisa sie nach ihrem Namen gefragt, das Mädchen hatte ihn genannt, Lisa hatte ihn wieder vergessen. Die Telefondienste wechselten so häufig, dass es wenig Sinn hatte, sich den Namen zu merken.

Im Sender lief Billy Joels *Just The Way You Are*. Mahnstein hatte den Song ihr zuliebe eingespeichert, vorbei an der Computerprogrammierung, es gab da sinnlos unumstößliche Vorgaben, das Musikformat musste jugendlich bleiben, Oldies waren nur in Maßen erlaubt, der Großteil ihrer Hörer war noch nicht einmal geboren worden, als Joel den Song aufgenommen hatte, 1977.

I don't want clever conversation/ I never want to work that hard/ I just want someone/ that I can talk to/ I want you just the way you are.

Sie sah auf die Uhr. Ihr blieben acht Minuten. Mahnstein würde den Joel-Titel und den nächsten ausspielen. Sie trat auf den Gang zwischen die Studios hinaus. Im Foyer brannte kein Licht mehr, die Portierloge war leer, außer ihrem Team war niemand mehr im Haus.

Gewohnheitsmäßig ging sie vor bis zur Glaswand. Ein Fenster, das sich hätte öffnen lassen, gab es hier nicht. An der Wandverkleidung aus abwaschbarem, gelbem Plastik hing ein verblichener Zettel, der auf das Rauchverbot hinwies. Sie lehnte sich an die kühle Scheibe und rauchte, jeden Zug genießend, jedes Einsaugen eine kleine Belohnung an sich selbst.

Draußen pfiff starker Wind, die Beleuchtungskörper über der Straße schwankten an dünnen Kabeln hin und her.

Die Stadt war klein, hier ging man früh zu Bett. Vielleicht waren jetzt im Fasching mehr Menschen als sonst unterwegs. Im einzigen Wohnhaus, das von ihrem Standplatz aus zu sehen war, brannte nur mehr in wenigen Fenstern Licht. Bläuliches Fernsehflimmern. Vielleicht hörten manche auch Radio, lauschten ihrer Sendung. *Lisas Nitetalk.*

Acht Minuten. Sie raffte sich auf, ging ins Studio zurück, dämpfte die Zigarette in der Teetasse aus, setzte die Kopfhörer auf. Nur keine Müdigkeit aufkommen lassen, keinen Sekundenschlaf. Gleich war sie wieder dran. Die Masse hinter den Fenstern, hinter zugezogenen Vorhängen, unsichtbare Gesichter und Ohren im Orkus, schlaflose Gespenster in Häuserhöhlen, wartete auf sie. Ihre Stimme gehörte denen da draußen, den Hörenden, den Lauernden, denen, die sich unruhig in den Betten wälzen.

Sie warten auf ihre Worte, ihr Lachen, ihre Tröstung, ihre gute Laune. So lange sie redet, ist alles gut. Es ist nicht wichtig, was sie sagt, wichtig ist, dass sie da ist. Und wiederkommt. Dreimal die Woche. Mutter sitzt an euren Bettchen und wiegt euch in Sicherheit, brabbelt euch in den Schlaf.

Keine Angst, nichts kann geschehen, ich bin bei euch. Wir telefonieren und sind nicht allein.

Die Studentin winkte zum Zeichen, dass sie bereit war, ein Gespräch durchzustellen. Das Lämpchen mit dem Rotlicht leuchtete auf. Sie sprach ohne nachzudenken, ohne Anstrengung, ohne Nervosität.

Und hier sind wir wieder bei *Lisas Nitetalk*, knapp vor Mitternacht ist es jetzt, bald haben wir's geschafft, liebe Leute, nur nicht schlappmachen, wer wird denn um diese Zeit schon ans Schlafengehen denken, wir wollen doch noch mal hören, wen wir jetzt in der Leitung haben.

Hallo, hier Lisa, mit wem spreche ich?

Hallo, Guten Abend.

Eine Männerstimme. Um diese Zeit wollten sich fast ausschließlich Männer mit ihr unterhalten.

Wie geht's, was kann ich für dich tun?

Es geht so. Der Abend ist lang.

Scheußliches Wetter, kein spannender Film im Fernsehen, aber wenigstens *Lisas Nitetalk*. Freut uns, dass du mit dabei bist.

Genau.

Also, wie heißt du, was machst du?

Sie kategorisierte den Anrufer blitzartig. Ein Satz genügte, und sie hatte ihn eingeschätzt.

Mann mittleren Alters, beschränkt und phantasielos, der aus purer Langeweile anrief. Oder aus Eitelkeit, um sich im Radio zu hören. Oder er hatte zu viel getrunken.

Ich heiße Albert, sagte der Mann und zögerte. Angestellter von Beruf.

Hallo, Albert.

Hell klang ihre Stimme, sie beherrschte die Kunst, auf Knopfdruck freundlich zu scheinen. Umwerfend einnehmend. Kolleginnen beneideten sie darum. Du und deine Natürlichkeit, hieß es. Wie machst du das. Immer so spontan. Du wickelst doch jeden um den Finger. Lernen könne man das nicht, das habe man drauf oder nicht. Lockende Sirene, immer gut aufgelegt. Es war wie ein Flirt am Tresen, sie hatte die Zügel fest in der Hand. Rüpel warf sie ohne Scheu aus der Leitung.

Was stellst du denn so an, erzähl uns doch mal von dir.

Na ja, anstellen. Wenig eigentlich, sagte die Stimme. Leider zu wenig. Der Mann räusperte sich. Ein bisschen verhalten klang er, aber betrunken war er nicht.

Lebst du allein, hast du Familie?

Wichtig waren nicht die Fragen, die sie jetzt stellte, wichtig war, die Zeit bis Mitternacht mit Reden zu überbrücken. Lautlos blinkte der Sekundenzeiger der Studiouhr.

Ich lebe allein.

Klingt, wie du das sagst, nicht ganz so einfach, oder? Erzähl doch, spann uns nicht auf die Folter. Albert, also, was bedrückt dein Herz?

Es gibt da eine Frau in meiner Umgebung, die ich sehr sympathisch finde. Aber, man möchte nicht einfahren. Sich nicht blamieren. Es ist nicht leicht heute.

Verstehe. Du meinst, du möchtest sie kennen lernen, traust dich aber nicht richtig ran, weil du eine Abfuhr fürchtest.

Abfuhr vielleicht nicht, aber … Er verstummte.

Verstehe. Du bist vorsichtig, weil man nie wissen kann, wie der oder die andere reagiert?

So isses.

Das gaben jetzt viele zur Antwort, um etwas zu sagen: So isses. Roger, kommen, ich habe gehört.

Hast du schon einen Versuch unternommen, mit der Frau in Kontakt zu treten?

Noch nicht wirklich, ich überlege noch.

Was macht sie denn, Albert? Siehst du sie bei der Arbeit, oder zu Hause, im Bus, oder in deinem Stammlokal? Vielleicht lässt sich da unverbindlich einmal ein Gespräch herstellen.

Keine Antwort. Besonders auskunftsfreudig war er nicht.

Lebt sie denn allein?

Ich glaube ja.

Du könntest sie einmal in ein Gespräch verwickeln. Auf einen Kaffee einladen, was weiß ich. Lass dir was Nettes einfallen. Probier's einfach. Auch wenn die Frauen heutzutage selbstbewusster sind, sie wird dir nicht gleich den Kopf abbeißen, wenn du sie freundlich ansprichst.

Ich weiß nicht, es ist alles ziemlich kompliziert.

Das Gespräch zog sich: Da war ein Zäher dran. Ein Schweiger. Nicht wirklich entschlossen. Sie kannte das. Sie machte den Mund auf: Sprüche und Empfehlungen hatte sie jede Menge parat, Routine ist alles.

Kopf hoch, Albert, versuch es, nur Mut und nicht gleich die Flinte ins Korn werfen, du musst erst mal aufmerksam auf dich machen, du musst der Frau die Möglichkeit geben zu reagieren, wie soll sie denn wissen, dass du etwas mit ihr zu tun haben möchtest, nicht so schüchtern, wer zu spät kommt, den bestraft das Leben, oder wie heißt es doch so schön, also das war unser Albert, der nicht genau weiß, wie er sich an seine verehrte Dame heranmachen soll. Und du hältst uns auf dem Laufendem, wie die Geschichte weitergeht, versprochen?

Albert versprach es.

Er war der letzte Anrufer, als die Schlusssignation lief, hatte Lisa bereits ihre Manuskripte in die Handtasche gepackt und die Jacke angezogen.

Mahnstein blieb allein im Studio zurück, zerrte an Kabeln zwischen seinen Maschinen herum, er war bekannt als Trödler. Angeblich lebte er völlig allein in einem abbruchreifen Haus hinter dem Bahnhof.

Lisa nahm die Studentin im Wagen mit bis zum Hauptplatz. Es war doch noch etwas los in der Innenstadt, viele Jugendliche schlenderten ohne Eile über den Platz, im Wechsel von einem Lokal zum anderen, jetzt im Fasching kann man doch nicht schon schlafen gehen, sagte die Studentin: blond, nicht unhübsch, mit einigen glänzenden Pickeln auf der Stirn, Mona hieß sie, jetzt fiel ihr der Name wieder ein.

An der Pestsäule ließ sie das Mädchen aussteigen.

Lisa fuhr los, schaltete das Radio ein, schaltete wieder ab. Keine Lust jetzt, Nachrichten zu hören. Das leise Kreischen der Scheibenwischer. Es hatte zu regnen begonnen. Die Klimaanlage surrte.

Sie suchte einen Parkplatz und ging dann in ihre Wohnung im zweiten Stock, wo sie sich ein Bad einließ. In der Wanne döste sie ein bisschen, gegen halb zwei legte sie sich ins Bett.

Erst jetzt bemerkte sie, dass das Lämpchen des Anrufbeantworters blinkte.

Du bist nicht zu Hause, sagte die Stimme ihrer Mutter. Hast du Dienst?, fragte die Stimme. Kommst du am Wochenende? Bei mir ist es neun Uhr, ich gehe jetzt schlafen.

Er saß am Schreibtisch, beschriftete die Kassette mit dem Datum und reihte sie in seine Sammlung ein. Niemals hörte er sich die Aufnahme noch am gleichen Abend an. Das hatte er sich zur Gewohnheit gemacht, eine eiserne Regel. Keine Aufnahme wird frisch abgehört. Neben ihm lief der Fernseher mit leise gestelltem Ton, über dem Bettregal hatte er den Wecker im Blick, um die Zeit nicht zu übersehen.

Der König eines Landes im Nahen Osten war klinisch tot, die Nachrichten meldeten sein Ableben und berichteten im gleichen Atemzug darüber, dass Maschinen den Monarchen künstlich am Leben hielten. In der fernen Hauptstadt saßen Familienmitglieder um das Krankenbett ihres Vaters, der leblos, aber körperwarm neben ihnen lag, und beratschlagten den Zeitpunkt der Abschaltung der Geräte.

Nach dieser Meldung folgte ein Studiogespräch zum Thema. Die Gesprächsteilnehmer standen so eng um das Pult der Moderatorin, dass ihm beim Betrachten unwohl wurde. Es gibt

Regeln für das Einhalten von Körperabstand. Hier wurden sie deutlich sichtbar gebrochen. Wahrscheinlich, damit die Diskutanten nicht aus dem Schwenkbereich der Kamera gerieten.

Er drehte den Fernseher ab und trat ans Fenster. Auf seiner Uhr war es kurz nach halb eins.

Der Wind zauste an den Büschen zwischen den Wohnblocks und trieb Papierfetzen vor sich her. Verlassen der Kinderspielplatz, verwaist die schwach beleuchteten Hauseingänge. Die Leuchtreklame des Supermarktes flackerte.

Vom Studio bis zur Wohnsiedlung brauchte man um diese Tageszeit höchstens zwanzig Minuten. Sie hatte sich verspätet. Was trieb sie um diese Zeit, ehe sie nach Hause kam?

Vielleicht hatte sie Hunger und besorgte sich ein Sandwich am Hauptplatz, wie er es manchmal machte, wenn er nach einem Lokalbesuch nach Hause fuhr. Die Vorstellung fiel ihm schwer: sie, in ein fettes Dönersandwich beißend, aus dem Sauce troff.

Scheinwerferlicht tastete sich durch den gegenüberliegenden Wohnblock und die Passage mit den Geschäften, Supermarkt, Wäscherei, Friseur, Bäcker und Kaffeehaus.

Das Fahrzeug kreiste auf der Suche nach einem Parkplatz einmal um den Block. Erst als die Lichter erloschen, erkannte er den Wagen. Es war ihrer.

Er stand hinter geschlossenen Gardinen, das Licht war gelöscht, niemand würde von unten erkennen, dass er sie beobachtete.

Er sah, dass sie eine Abkürzung über den fest gefrorenen Rasen nahm. Sie trug dunkle, hohe Stiefel. Ein Fensterflügel war einen Spalt offen, er hörte, wie unten die Tür ins Schloss fiel, er sah, wie ein Streifen Licht vom Stiegenhaus vor den Eingang kippte.

Er wechselte seinen Beobachtungsposten und schlich in den Flur. Um keinen Lärm zu machen, war er zuvor in Filzlatschen geschlüpft. Er starrte durch den Türspion.

Sie ging wie gewöhnlich zu Fuß, fuhr nachts nie allein mit dem Lift, das war ihm aufgefallen, sollte er aus dieser Beobachtung schließen, dass sie Angst hatte?

Die Absätze ihrer Schuhe trugen ein klackendes Geräusch durch das Stiegenhaus, mit einem Klacken ging auch die Gangbeleuchtung an, dann sah er sie vor ihrer Eingangstür stehen. Sie hatte die Umhängetasche neben sich abgestellt und kramte in der Jacke nach dem Schlüssel. Sie trug die schwarze Lederhose mit dem breiten Gürtel, eine dunkelrote Bluse mit einem schwarzen Gilet, dazu ein dunkles Seidentuch. Sie stand vielleicht zwei Meter von ihm entfernt im Flur. Wie die meisten im Haus hatte sie ein Sicherheitsschloss anbringen lassen, für das ein zusätzlicher Schlüssel nötig war. Noch bei offener Tür schlüpfte sie aus ihren Stiefeln.

Erst jetzt bemerkte er, dass sie einen Packen Papier in der Hand hielt, offenbar die Post, die sie rasch durchsah. Ihre Tasche stand noch immer im Flur. Sie ging in die Knie und zog die Tasche mit der Linken in die Wohnung hinein, mit der anderen Hand fuhr sie sich durchs Haar, seine Lieblingsgeste. Dann warf sie die Tür zu.

Stille.

Er wartete, bis draußen automatisch das Licht ausging. Dann öffnete er leise die Tür und trat auf den Gang hinaus. Ihr Geruch lag im Vorhaus, der süße Duft ihres Parfüms. Er atmete tief ein, sog den Geschmack ihres Körpers auf, blieb bei völliger Dunkelheit so lange im Vorhaus stehen, bis nichts mehr zu riechen war.

Er wechselte ins Badezimmer.

Nichts geschah, keine Geräusche aus der angrenzenden Wohnung. Obwohl sein Bad fensterlos war, ihn niemand sehen konnte, falls er Licht gemacht hätte, zog er es vor, im Dunkeln zu lauschen.

Er wusste nicht mehr, wie lange er bereits dasaß, am Rand

der Badewanne, bis er von drüben das Geräusch einlaufenden Wassers hörte. Sie machte, was er sich gewünscht hatte.

Er nahm ein Handtuch vom Haken, legte es in die leere Wanne und setzte sich darauf. Jetzt lag sie, vielleicht einen Meter von ihm getrennt, in der Wanne und badete, wusch sich, pflegte ihren Körper, ihre weiche Haut.

Er legte sein Ohr an die Wand. Drüben war es still.

Kein Wasserklatschen, wahrscheinlich lag sie erschöpft da und ließ die Wärme auf sich einwirken. Oder hatte sie das Radio angemacht? Täuschte er sich, waren da Stimmen? Telefonierte sie mit jemandem?

Noch würde er nicht anrufen, es war noch zu früh.

Später hörte er die Wasserrohre gurgeln, wahrscheinlich stand sie nackt im Zimmer, um sich abzutrocknen. Vielleicht war sie mit noch feuchter Haut und nassen Haaren in den Bademantel geschlüpft. Gleich würde sie zu Bett gehen.

Als kein Geräusch mehr von drüben kam, ging er an den Schreibtisch zurück und wählte ihre Nummer. Auswendig. Immer war er aufgeregt, wenn er sie anrief, spürte er ein aufgeregtes Kratzen im Hals, eine eigentümliche Erregung in sich aufsteigen.

Es läutete dreimal. Bevor sich der Anrufbeantworter einschaltete, ging sie an den Apparat. Ihre Stimme klang müde, so als ob sie schon geschlafen habe. Hatte er zu lange gewartet, zu spät angerufen? Hatte er sich in der Zeit verschätzt? Sein Atem ging schneller. Sie sprach nur mit ihm allein.

Ja, sagte sie. Sie sprach das Ja wie mit einem Fragezeichen. Kein Anflug von Angst in ihrer Stimme, die jetzt viel ruhiger, zärtlicher, geheimnisvoller als zuvor im Rundfunk klang, zurückgenommen, das Ja eines kleinen Mädchens.

Ja, wiederholte sie.

Sein Herz klopfte so laut, dass er fürchtete, sie könnte es hören. Er atmete tief durch, dann legte er auf.

Im Besprechungsraum war die Heizung ausgefallen. Die Sitzung fand daher im Büro von Wüstenhagen statt. Der Termin war nicht, wie üblich, am schwarzen Brett im Sekretariat angeschlagen, Lisa hatte ihn wie alle Fixangestellten in einem geschlossenen Brief im Postfach vorgefunden.

Wüstenhagens Büro war mit Stößen von Papier angeräumt, selbst auf den zwei Stühlen, die vorhanden waren, lagen Sendungsunterlagen und Bänder. Christina Hagner und Strunz standen mit Kaffeebechern in der Tür, Lendl hockte neben Baumann auf dem Boden und führte ihm kichernd ein neues Spiel auf dem Handy vor. Was Lisa auffiel: Freie Mitarbeiter waren nicht anwesend.

Sie schaffte sich einen Sitzplatz am Fenster, indem sie einen Berg Papier auf einen anderen stapelte.

Katharina hatte sich ebenfalls auf den Boden gesetzt, den Rücken an einen Büroschrank gelehnt, die Füße vor sich schräg aufgestellt. Sie schaute herüber, ein leises Bedauern in ihrer Miene, lächelte ihr geheimes Zeichen: Wir gehören zusammen. Wüstenhagen kam als Letzter. Er machte einen verkniffenen Eindruck.

Die Zahlen vom letzten Quartal waren eingetroffen.

Es ging nicht um den *Nitetalk*, das wurde gleich klar. Die Hörerzahlen waren stabil, wahrscheinlich wegen der kalten Jahreszeit sogar leicht im Steigen begriffen. Das ist nicht das Thema, sagte Wüstenhagen, der hinter seinem unaufgeräumten Schreibtisch Platz genommen hatte. Er trug ein hellblaues Hemd, das farblich nicht mit seinem grauen Sakko zusammenpasste. Am Kragenansatz seines Hemdes war ein kleiner Blutfleck zu erkennen.

Wir haben die Krise am frühen Nachmittag, sagte Wüstenhagen und schnaubte durch die Nase. Die Zahlen sacken weg, trotz der Umstellung von vor einem halben Jahr.

Am Gestänge seiner Schreibtischlampe baumelte ein knallrotes Kärtchen mit der Aufschrift SEI FIES! TU ERFREUT!

Wir haben uns gefragt, sagte Wüstenhagen, sollen wir mehr Musik spielen, spielen wir die falsche, sollen wir mehr geschriebene Beiträge bringen, den Sendeplatz an eine andere Abteilung abgeben, oder liegt es an der Moderation?

Wer Zahlen lesen kann, sagte Wüstenhagen und fächelte mit dem Blatt, auf dem Ziffernkolonnen mit gelber Leuchtfarbe angestrichen waren, wer Zahlen lesen kann, sieht natürlich, dass sich die Quoten je nach Moderator verschieden ausnehmen. Die Quote zwischen vierzehn und sechzehn Uhr, zur klassischen Hausfrauenzeit, sagte Wüstenhagen, bricht drastisch ein, aber ganz besonders bei dir, Katharina, ich muss das so sagen, so Leid es mir tut, sagte Wüstenhagen, ohne sie anzusehen.

Ruckartig drehten sich alle nach der Angesprochenen um. Schön, wenn der Kelch an einem vorübergeht.

Katharina wirkte verblüfft, stand aber dann doch auf. Mit einem Mal überragte sie Wüstenhagen. Sie trat einen Schritt zurück, fasste an den Büroschrank, der hinter ihr stand, lehnte mehr, als sie stand. Ohne Schrank wäre sie ins Leere gekippt.

Du bist zu ernst, das finden alle, sagte Wüstenhagen. Zu unflexibel im Umgang mit den Hörern, zu seriös für diese Zeit. Wir machen Unterhaltung und keine Bildung. Wir wissen nicht, ob diese Leiste das Richtige für dich ist. Jetzt haben wir die Schulung veranlasst im letzten Jahr, er blätterte in einem zusammengehefteten Bündel Papier, ja, im letzten Jahr haben wir die Schulung für dich veranlasst, aber offenbar hat sich wenig gebessert.

Um ehrlich zu sein: Wenn sich nichts deutlich ändert, stellen wir in einem Monat um. Mehr kann ich dazu nicht sagen. Beschluss der Konferenz. Wüstenhagen ließ sein schlechtes Gewissen zischend durch die Nase entweichen.

Sitzungen abzuhalten stresste ihn. Dass er überfordert war, Mitarbeiter zu führen, war im Haus bekannt. Seinen Posten hatte er bekommen, weil er derselben Studentenverbindung wie der Intendant angehörte.

Es gab keine Gegenwehr und keine Diskussion.

Sie erfuhren noch, weshalb die freien Mitarbeiter nicht eingeladen worden waren: Sparmaßnahmen mussten durchgezogen werden. Etliche Freie mussten abgebaut werden. Die fixen Mitarbeiter sollten sich Einsparungsvorschläge überlegen.

Katharina war in ein stilles Schluchzen ausgebrochen, ehe sie das Büro verlassen hatte. Später war ihr Lisa gefolgt, hatte sie in den Arm genommen und *Mach dir nichts daraus* gemurmelt, eine dahingesagte Phrase, sie wusste auch nicht, womit sie sie hätte trösten können.

Sie lud Katharina in die Kantine ein, wo sie Tee bestellten.

Ich weiß, sagte Katharina, und erneut kullerten Tränen, ich bin schlecht, ich bin für diesen Job nicht geeignet.

Du bist nicht schlecht, sagte Lisa. Im Moment war jeder Trost vergeblich.

Hätte ich mein Studium abgeschlossen, schluchzte Katharina, wäre ich heute Tierärztin, jahrelang habe ich davon geträumt, dann lerne ich dieses Arschloch kennen und alles wird anders.

Dieses Arschloch: Reitinger, der inzwischen beim Fernsehen als Reporter arbeitete.

Stell dir vor, Traumjob beim Rundfunk, und schau mich an, bin ich etwa glücklich, flennte sie und rieb sich die Nase. Ich hasse dieses Haus, ich hasse dieses fette Schwein, heulte sie und meinte Wüstenhagen.

Wüstenhagen: Gemeinsam mit ihm hatte sie im Vorjahr die Schulung besucht, von der er vorhin gesprochen hatte. Wüstenhagen: Geschieden, zwei Kinder. Auf der Suche nach einer Frau. Sexuelle Notstandsattacken, Tendenz steigend. Im Aufzug des Seminarhauses war es zu einer ersten Annäherung gekommen. Katharina hatte ihn von sich gedrückt. Nicht ihr Typ. Schlechter Atem, Schwimmreifen um die Hüfte, Hosenträger. Andere Wellenlänge. An der Abweisung knabberte er lange.

Schon gut, beruhige dich, sagte Lisa. Sie hatte Mühe, sich zu konzentrieren.

Es war laut geworden, die Kantine wurde gerade von einer Besuchergruppe der nachmittäglichen Fernsehshow überschwemmt: Senioren vom Land, die Frauen in Trachtenjacken, die Männer mit rot geäderten Nasen und Hüten auf den runden Schädeln.

Schräg gegenüber von Lisa, an einem Tisch am Fenster, hatte Kuby mit Agnes Miel Platz genommen. Sie saßen sich reglos gegenüber und sahen einander starr in die Augen. Statuen aus Fleisch, auratisch verschmolzen. Vor ihnen dampfte Kaffee.

Saßen und starrten einander an. So als ob sie einander im nächsten Moment auffressen würden. Aktueller Dienst liebt Kultur.

Und ich hasse dieses Schwein dort hinten, flüsterte Lisa, dreh dich bitte nicht um. Katharina blieb ruhig, ohne ihrer Neugier nachzugeben. Kuby, sagte Lisa leise. Jetzt kocht er die Miel ein. Ich glaube, ich muss nach Hause, sagte Lisa, sonst wird mir schlecht.

Sie mussten an Kuby vorbeigehen. Er hob verwundert den Kopf, registrierte Katharinas verheultes Gesicht und hob zweideutig die Brauen, ehe er sich wieder in die Augen der Kulturredakteurin versenkte.

Lisa nahm Katharina mit bis zur Straßenbahn.

Und dir, wie geht es dir, fragte Katharina schuldbewusst. Gestern war wieder ein Anruf, sagte Lisa, nach Mitternacht. Ich weiß nicht, was das soll. Ich weiß nicht einmal, ob mir das Angst macht. Irgendwie kommt es mir ziemlich lächerlich vor.

Andere gehen zur Polizei, meinte Katharina, und lassen den Kerl ausforschen. Was ist denn schon passiert, sagte Lisa. Nichts. Er hat nicht ein Wort gesagt.

Jenseits der Brücke stieg Katharina aus. Ich lege mich ins Bett und heule mich frei, sagte sie und grinste. Viel Spaß, sagte Lisa und fuhr los.

In der Früh hatte es stark geschneit, viele hatten ihren Wagen gar nicht gestartet, rundliche Skulpturen aus Schnee gehauen warteten auf den nächsten Tag, Lisa hatte Mühe, einen Parkplatz zu finden. Der Gehsteig zum Haus war gestreut, aber glatt, Lisa trippelte, um nicht zu rutschen. Sie fischte die Post aus dem Kästchen, Zeitung, Werbung, Rechnungen, und ging nach oben.

Vor der Wohnungstür lag ein kleines Kuvert ohne Adresse, der Umschlag war eingeschlagen, nicht verklebt. Im Kuvert steckte eine Telefonwertkarte mit der Werbung für einen Sportwagen: am Beifahrersitz eine Blondine im Minirock, die Füße auf dem Armaturenbrett, die sich die Zehennägel lackierte. Lisa drehte sich verwundert um, trat an das Stiegengeländer, schaute nach unten, das Treppenhaus war leer. Sie öffnete die Tür zu ihrer Wohnung und trat ein.

Das Lämpchen des Anrufbeantworters blinkte. Mutters Stimme klang besorgter als am Vortag. Sie hatte tatsächlich vergessen, zurückzurufen. Ist irgendetwas, geht es dir nicht gut?, fragte die Stimme. Lisa drückte auf die Stopptaste, Mutter verstummte, das Lämpchen hörte auf zu blinken.

Die Plastikkarte warf sie gemeinsam mit der Post auf den Küchentisch. Jetzt entdeckte sie, dass etwas in das Kuvert hineingeschrieben war: *Herzlich, A.*, stand da in einer Handschrift, die sich leicht nach links neigte.

Im Nachtdienst saß Schmögner am liebsten ganz hinten im Saal, weit weg von Wansch. Zwischen ihnen lagen achtzig Arbeitsplätze der Telefonauskunft im Dunkel, eine stumme Versammlung blinder Bildschirme. Nur ihre beiden Computer waren eingeschaltet, die kleinen Tischlampen warfen kreisrunde Lichtkegel auf die Schreibtische. Die digitale Anzeige an der Wand blinkte Bescheid, wie lange ein Anrufer bereits wartete. Im Vorbeigehen hatte Schmögner gesehen, dass Wansch wieder damit beschäftigt war, den Bildschirmschoner zu wechseln, ein Tick von ihm.

Bis Mitternacht herrschte reger Betrieb, dann ließ die Frequenz der Anrufe nach. Sie wollten alles wissen. Eine ältere Dame mit Krähstimme fragte nach der Uhrzeit, ein Herr mit asthmatischem Einschlag verlangte aufgeregt den Schlüsseldienst, Schmögner versuchte ihn zu beruhigen.

In der Pause ging er in den Aufenthaltsraum. Wansch war vor ihm da. Er kramte in der Bestecklade und suchte etwas. Nach Vorschrift sollte immer ein Arbeitsplatz besetzt bleiben, im Nachtdienst nahmen sie es damit nicht so genau. Im Fernsehen lief ein Krimi, der Ton war ausgeschaltet. Eine Villa mit Blick zum Hafen. Columbo, im Trenchcoat, lief auf der Terrasse herum und zerkrümelte etwas zwischen den Fingern.

Wansch kümmerte sich um sein spätes Abendessen. Er verdrückte zwei belegte Schinkenbrote und trank dazu Bier. Zur Nachspeise holte er sich Schokopudding aus dem Kühlschrank.

Gehst du mit, nächste Woche, Faschingsgschnas, im Kaufmännischen Vereinshaus, fragte Wansch.

Vielleicht, sagte Schmögner.

Wansch hatte eine Zeitung mit aufgeschlagenem Sportteil neben sich liegen. Die werden sich giften, sagte Wansch und lachte, die Deutschen werden sich giften. Er sprach von der Ski-WM.

Es roch nach Putzmittel und nach Fisch. Im Abfallkübel, der nicht geleert worden war, lag der Kopf einer gebratenen Makrele. Schmögner ging zurück in den Saal und suchte einen neuen Platz. Nahe an der Wand, so hatte er es gern. Eine Steckdose in der Nähe für den Kassettenrecorder. Zuvor hatte er den *Nitetalk* auf Band aufgenommen. Wenn kaum noch Anrufe kamen, hörte er die Sendung, zeitversetzt. Manchmal, wenn er sicher war, dass Lisa nach der Sendung noch nicht zu Hause angekommen war, rief er bei ihr an. Ihre Anrufbeantworterstimme klang ruhiger und unaufgeregter als im Radio. Sie berührte ihn auf eine Weise, die er sich nicht erklären konnte. Sie hatte Tiefe, Wärme in der Stimme, die auf Sendung nie zur Geltung kam, dort sprach sie wesentlich höher.

Sie nannte ihre Nummer, erklärte, dass sie im Augenblick nicht zu Hause sei, sich über jeden Anruf freue und gerne zurückrufe, wenn man seine Nummer angab.

Dass sie sich offenbar über jeden Anruf freute, war für Schmögner die Erlaubnis, anzurufen. An ihre Geheimnummer heranzukommen, war kein Problem gewesen. Beim Nachtdienst war der Computerplatz, der untertags unter Aufsicht stand, unbesetzt. Schmögner hatte den Code für die Geheimnummerregistrierung eingegeben, schnell war die siebenstellige Nummer auf dem Bildschirm erschienen.

Es war ein Freitagabend, es war stärkerer Betrieb als üblich. Jemand rief aus einer verschneiten Berghütte an und bat um die Hilfe der örtlichen Feuerwehr, ein anderer fragte nach einem Transportunternehmen für Schalentiere, einer erkundigte sich nach der Nummer eines Abschleppdienstes.

In der nächsten Pause ging Schmögner wieder in den Aufenthaltsraum. Dort hatte in der Zwischenzeit jemand das Licht gelöscht, Wansch saß beim Fernseher und trank Bier aus der Dose, hob gar nicht den Kopf. Schmögner kehrte um und fuhr hinunter zum Eingang, um sich am Automaten Zigaretten zu besorgen.

Mit lautem Quietschen fuhr die Straßenräumung durch die Straße, schob große Blöcke Schnee vor sich her und gegen parkende Autos. Anderntags würden die Besitzer ihre Autos ausschaufeln müssen. Den Männern auf dem Räumgerät war das egal. Schmögner fror, er rauchte die Zigarette im Windfang zu Ende.

Nach eins wurde es ruhig, Schmögner legte die Kassette

ein, steckte sich den Stöpsel ins Ohr und lauschte. Lisa war gut aufgelegt, lachte ihr gurrendes Lachen, das Lachen, das er liebte. Sie scherzte mit dem Techniker, ein Spiel, das sie häufig trieb.

Einmal war Schmögner zum Rundfunkgebäude gefahren und hatte sich in der Eingangsloge nach dem Mann erkundigt. Die Dame am Empfang hatte ihm mitgeteilt, dass der Gesuchte soeben in der Tiefgarage verschwunden sei. Schmögner war dem Mann gefolgt und hatte ihn beim Einsteigen in seinen Wagen beobachtet. Unauffällig, leicht korpulent, Anfang vierzig, Familie, vielleicht zwei Kinder, hatte Schmögner geschätzt und war beruhigt gewesen. Er war sich absolut sicher, dass Lisa nichts mit ihm zu tun hatte.

Lisa sprach mit einem Mann, der mitten aus einer Party anrief. Im Hintergrund war Lärm und lautes Auflachen zu hören, sie musste ihn bitten, sein Radio leiser zu stellen, damit sich keine Rückkoppelung ergab. Der Anrufer bat Lisa, an einem Spiel teilzunehmen, das die Gruppe in seiner Wohnung gerade spielte, drei Gegenstände zu nennen, die sie auf eine Insel mitnehmen würde. Lisa weigerte sich erst, mitzumachen, nannte dann aber doch drei Dinge: Radio, Teddybär, eine Luftmatratze.

Schmögner stellte sich Lisa auf einer Insel vor. Die Insel war klein und kreisrund, mit einer einzigen Palme darauf, wie auf den Inselwitzen, die Schmögner eine Zeit lang gesammelt und in ein Schulheft geklebt hatte. Um die Insel herum türkisfarbenes Meer. Im Sand stand ein Kofferradio, ein Gerät derselben Marke, mit der Schmögner eben die Sendung hörte, stumm hockte daneben ein braunsamtener Teddybär, Lisa lag auf einer roten Luftmatratze, einer mit durchsichtigen Luftkammern, wie sie derzeit in Mode waren.

Sie hatte nichts anderes gesagt als Radio, Teddybär und Luftmatratze. Also war sie nackt, Schmögner konnte sie sich nicht anders vorstellen. Sie lag auf dem Rücken, die Augen geschlossen, mit leicht geöffneten Schenkeln, eine Hand zwischen ihren Beinen. Sie ist schön, dachte Schmögner. Ich liebe sie.

Ein Anruf unterbrach ihn, Schmögner stellte den Ton in seinem Ohr leiser. Eine verweinte Stimme, wie verwischt, wie aus der Spur gekommen, eine Frau, die nach dem psychosozialen Dienst fragte. Schmögner drückte die nötigen Tasten, gab Auskunft, förmlich, sagte Gute Nacht und legte wieder auf.

Während er noch *Nitetalk* hörte, dachte er daran, dass Lisa in der Zwischenzeit zu Hause angekommen war. Er stellte sich vor, wie sie die Wohnung betrat, aus Schuhen und Kleidern schlüpfte, sich ein Bad einließ. Gestern Früh war das Kuvert mit der Telefonkarte nicht mehr vor der Tür gelegen. Sie hatte es sicher mit in die Wohnung genommen, seine Karte gelesen.

Vielleicht sollte er an seiner Tür eine Kamera einbauen lassen. Dann konnte er ihren Eingang auch dann überprüfen, wenn er nicht zu Hause war.

Jetzt wurden die Pausen zwischen den Anrufen länger. Schmögner spulte die Kassette zurück und hörte die Sendung ein zweites Mal.

Vielleicht sollte er in eine Kamera investieren. Eine Kamera zeichnet auf, was ist. Nichts geht verloren. Alles da. Immer unter Kontrolle.

Der Wagen war eingeschneit. Lisa brauchte eine Weile, um die Tür zu öffnen und die Scheiben abzukehren. Die Straße war matschig, über Nacht waren erneut Massen von Neuschnee gefallen, in den Alpen galten mehrere Orte als von der Umwelt abgeschnitten, in einem Nobelskiort waren angeblich die Lebensmittel knapp geworden.

Katharina saß allein an einem Tisch, ganz hinten in der Ecke des Cafés. Sie rauchte, was sie sonst nie tat, sie trug dieselbe Bluse wie tags zuvor. Ihre Haare glänzten fett und strähnig, unter ihren Fingernägeln prangten schmutzige Ränder.

Sie habe die halbe Nacht durchgemacht, ist doch egal, sagte Katharina und lächelte entschuldigend. In einer Bar habe sie mit wildfremden Menschen gezecht und sei erst am frühen Morgen ins Bett gekommen. Sie habe einen Versicherungsvertreter aus Wien kennen gelernt, auf Geschäftsreise. Die Männer liegen, wenn du ihnen steckst, dass du für den Rundfunk arbeitest, sagte Katharina. Das müsse er unbedingt hören, habe der Mann geheuchelt und nach dem Termin ihrer Sendung gefragt. Später sei der Kerl auch zudringlich geworden. Sie sei in ein Taxi gestiegen und habe sich nach Hause bringen lassen.

Ich weiß nicht, wie es weitergehen soll, sagte Katharina unvermittelt. Morgen habe ich die nächste Sendung, ich habe Angst.

Ungepflegt sah sie tatsächlich hässlich aus, um Jahre gealtert. Ständig rupfte sie an ihren fetten Strähnen.

Fahr nach Hause und schlaf dich aus, sagte Lisa. Sie hatte Kaffee bestellt. Zwei Kellnerinnen in schwarzen Röcken, die beinahe bis zu den Knöcheln reichten, standen neben dem Tresen und drehten aus Mangel an Arbeit kleine Halbkreise auf den Absätzen ihrer Arbeitsschuhe. Die Morgenzeitungen lagen unangetastet auf dem Regal. In der Mitte des Lokals ein schwarzes Pianino, der Deckel zugeklappt. Lisa hatte Lust, hinzugehen und einen Akkord anzuschlagen.

Ich träume wieder, sagte Katharina, es ist schwer auszuhalten. Ich komme nach Hause, todmüde, und Mutter steht im Flur, das Kind im Arm. Was kommst du denn erst jetzt, wo warst du denn so lange, sagt sie mit vorwurfsvollem Ton, und Mama, Mama, schreit der Kleine und streckt die Arme nach mir aus. Dann macht er sich los und läuft auf mich zu. Vier Jahre ist er alt. Ich gehe in die Knie, um ihn aufzufangen. Bevor er mich erreicht, wache ich auf.

Katharina spielte mit dem Aschenbecher.

Am Nebentisch hatte sich ein Typ mit Hornbrille und schwarzem Sakko niedergelassen. Lisa kannte ihn flüchtig vom Sehen, zu flüchtig, um sich an den Namen zu erinnern, zu flüchtig auch, um ihn zu grüßen. Es gab Arbeit für eine Kellnerin. Der Typ bestellte ein großes Frühstück. Lisa wandte den Blick von ihm ab und sah unauffällig auf die Uhr. Sie hatte einen Schneidetermin, Zeit zu gehen.

Du warst heute Nacht mit wildfremden Männern in einem Lokal, verstehe ich richtig, fragte Lisa.

Gehe ich recht in der Annahme, dass dir der Gesprächsstoff nicht ausgegangen ist, fragte Lisa. Katharina nickte.

Fuck the audience, sagte Lisa, morgen setzt du dich ans Mikro und denkst an den Versicherungsvertreter aus Wien. Morgen hängt er irgendwo am Lautsprecher und hört dir zu. Erzähl ihm was. Säusel ihm die Ohren voll, dass er glaubt, du seist nur für ihn da. Rede nicht zu Hunderttausenden, tu so, als säßest du in der Bar und würdest mit ihm allein reden.

Und lass dich nicht gehen, sagte Lisa. Wer sich aufgibt, ist verloren.

Lisa hatte keine Ahnung, ob ihr Appell Katharina erreicht hatte. Sie ließ die Freundin an ihrem Platz in der Ecke zurück, zusammengesunken, in sich vergraben.

Als Lisa beim Mann mit der Hornbrille vorbeiging, grinste der sie breit an, vielleicht hatte er das Gespräch mitgehört.

Mahnstein wartete bereits auf sie, hatte die Bänder vorbereitet, aufmerksam wie immer. In einer Thermoskanne stand Kaffee bereit, den er bestimmt extra für sie gemacht hatte. Manchmal waren ihr seine kleinen Liebesdienste einfach peinlich. Wenn du nur da bist, kann ja nichts schief gehen, sagte er, ohne sie anzusehen. Ein seltsamer Vogel. Dann bot er ihr Kaugummi an. Sie nahm ein Stück.

Sie hatte ein Interview mit einem Diplomingenieur zum Thema Computerkunst aufgenommen. Der Herr Ingenieur Künstler hatte die eigenartige Angewohnheit, zu sprechen, ohne abzusetzen. Die Zahl der eingesetzten Fremdwörter war, obwohl deren Verwendung keinesfalls zwingend schien, beachtlich. Lisa dachte an die Zuhörerinnen in Trachtenjacken und die rundköpfigen Männer mit Hut und stellte sich vor, wie sie zu den Wortzusammenballungen des Diplom-Ingenieurs wohlwollend mit den Köpfen nickten. Die Sendung war für das Kulturjournal am frühen Abend vorgesehen. Um diese Zeit waren die Zuhörer vielleicht mit dem Füttern von Kühen und Schweinen beschäftigt oder jäteten im Garten Unkraut. Interaktiv, kommunikativ, zukunftsweisend, Funfaktor, sagte der Diplom-Ingenieur. Mahnstein gab ihr durch sein Lächeln zu verstehen, wie er es liebte, wenn sie wütend-ohnmächtig wie eben jetzt die Augen rollte. Wie er es genoss, ihr einziger Zuseher zu sein. Dass sie seine Einladung zum Kaffee ausgeschlagen hatte, hatte ihn trotz ihrer Erklärung, heute bereits zwei Tassen getrunken zu haben, getroffen. Er litt, ohne sich etwas anmerken zu lassen.

In augenzwinkernder Übereinkunft montierten sie die Kaskaden des Diplom-Ingenieurs, schnitten ihm einfach an einer beliebigen Stelle das Wort ab, die Sätze waren ohnehin schwer verständlich gebaut: *Die Transgression kritischer Kontrollfunktionen in den Verantwortungs- und Wirkungsbereich der Cybertechnologien bringt zentrale Machtinstanzen in eine bislang unbekannte Angreifbarkeit und Verwundbarkeit.*

Als sie das Studio verließ, blickte ihr Mahnstein lange nach. Zu lange. Sie ahnte, dass er sie heimlich verehrte. Länger vielleicht, als sie vermutete. Auf der Heimfahrt erinnerte Lisa sich daran, dass sie Mutter immer noch nicht zurückgerufen hatte. Die Telefonwertkarte, die vor ihrer Tür gelegen war, fiel ihr ein. Sie hielt an einer Telefonzelle, um zu prüfen, ob noch ein Guthaben darauf war. Lisa ließ es zehnmal klingeln. Mutter war nicht zu Hause. Lisa beschloss, ihr zum Muttertag einen Anrufbeantworter zu schenken.

Abends trödelte Schmögner unter der Dusche und bekam Stress. Obwohl er sich fönte, waren seine Haare noch feucht, als er die Wohnung verließ. Als er ins Stiegenhaus trat, hörte er, wie sich der Lift gerade in Bewegung setzte. Vielleicht hatte im Stockwerk unterhalb jemand auf den Knopf gedrückt. Schmögner hetzte die Stufen hinunter, um den Lift noch zu erreichen.

Vor dem Aufzug stand Brauner. Von ihm wusste Schmögner nichts, außer dass er als Prokurist bei einer Computerfirma arbeitete. Brauner war ungefähr so alt wie Schmögner. Er trug einen dunkelblauen Anzug mit einer roten Krawatte, auf der schwarze Zacken verliefen. Seriös, dachte Schmögner und bemerkte, dass Brauners Schuhe tadellos glänzten.

Sie grüßten einander mit einem Kopfnicken, gesprochen hatten sie noch nie miteinander. Dass Schmögner über Brauners Beruf Bescheid wusste, war viel. Die meisten Leute im Haus waren ihm völlig unbekannt, fremde, austauschbare Gesichter, die von Zeit zu Zeit an ihm vorbeihetzten.

Als sich die Lifttür öffnete, stand Lisa in der Kabine.

Guten Abend, Frau Doktor, sagte Brauner und wechselte seinen Aktenkoffer von der rechten in die linke Hand, ohne Lisa die Hand zu geben. Schmögner glaubte, dass Brauner Lisa ebenso wenig persönlich kannte wie er. Schmögner murmelte etwas, das wie eine Entschuldigung klang, wohl, weil er eben noch gerannt war und im Stiegenhaus Lärm verursacht hatte. Augenblicklich lief er rot an.

N'abend, sagte Lisa unbeteiligt und trat auf die Seite, um Platz zu machen. Schmögner trug die fleckige Ledertasche mit dem Schultergurt und versuchte, sie möglichst unauffällig zu verstecken.

Sie standen in einer Dreierkonstellation. Lisa von der Tür aus gesehen rechts hinten, Brauner in der Mitte, mit Blick nach vorne, wo Kratzer an der Wand und Lifttüren langsam an ihnen vorbeiglitten, Schmögner links neben Brauner, der den meisten Platz einnahm. In einer Dreierkonstellation gibt es immer einen Dritten. Schmögner hatte das Gefühl, dass er in solchen Konstellationen stets die Position des Dritten eingenommen hatte, schon als Kind. Einer blieb immer draußen.

Brauner hatte gegrüßt, Lisa hatte reagiert, Schmögner hatte nur blöde eine Entschuldigung gebrabbelt.

Sie fuhren die fünf Stockwerke nach unten, ohne sich anzusehen. Lisa hatte sich leicht zur Wand gedreht. Vielleicht beobachtete sie sich im Spiegel, der an der Rückwand des Liftes angebracht war, oder sie brachte ihr Armband in Ordnung. Sie trug helle Stiefel, die Schmögner noch nicht an ihr gesehen hatte.

Die kurze Zeit reichte gerade aus, um ihr Parfüm wahrzunehmen. Mit einem Ruck blieb der Lift stehen. Schmögner trat als Erster aus der Tür. Hinter sich hörte er, wie Brauner sich mit einem *Schönen Tag noch* verabschiedete und dass Lisa mit einem *Auf Wiedersehen* antwortete. Hintereinander liefen sie die paar Stufen zum Hauseingang hinunter. Dass er warten und Lisa die Tür aufhalten hätte können, daran dachte er erst, als es schon zu spät war. Er hatte der Tür einen Schwung gegeben, sodass sie noch offen stand, als Brauner aus dem Haus trat. Der blieb stehen, nahm die Klinke in die Hand und wartete, bis Lisa das Haus verlassen hatte. Schmögner war längst aus dem Spiel. Er wusste nicht einmal, ob sie ihn überhaupt registriert hatte.

Draußen lag noch immer Schnee, obwohl es bereits taute. Weicher, schmutziger Matsch formte tiefe Rillen auf der Fahrbahn.

Bei der Einfahrt in die Hauptstraße bemerkte Schmögner Lisa im Wagen hinter sich. Sie sah angestrengt aus, fuhr sich mit der Hand über Stirn und Mundwinkel. Sie bemerkte nicht, dass er sie im Rückspiegel beobachtete.

Sie fuhren eine Zeit lang hintereinander, gleich nach der

Brücke trennten sich ihre Wege, Lisa reihte sich links ein und bog ab, Schmögner verlor sie aus dem Blick. Leichter Regen hatte eingesetzt.

Es war knapp vor sieben, Schmögner würde mit einer kleinen Verspätung zur Nachtschicht erscheinen, ein paar Minuten wurden toleriert, so kurz nach Arbeitsbeginn gab es keine Kontrollen.

Er fing an zu rechnen. Lisas Sendung begann um zehn. Keine Ahnung, wie sie die drei Stunden bis dahin verbrachte. Möglich, dass sie sich auf die Sendung vorbereitete, Platten und CDs aussuchte, den Sendeablauf festlegte, aber Schmögner hatte gelesen, dass das Musikprogramm heutzutage von einem Computer nach dem Zufallsprinzip zusammengestellt wurde. Vielleicht fuhr sie noch gar nicht ins Studio, sondern traf sich mit jemandem zum Abendessen. Frauen ihres Alters und ihrer Position aßen entweder überhaupt nicht zu Abend oder sie trafen sich mit jemand Wichtigem. Schmögner konnte sich nur einen Mann vorstellen. Fein gekleidet, mit frisch gewaschenen Haaren, gut riechend. Ein vornehmes Lokal, gedämpfte Lautstärke, der Mann half Lisa aus der roten Jacke und bot ihr einen Platz an einem reservierten Tisch an, indem er den Sessel galant nach hinten rückte.

Was will ich eigentlich, dachte Schmögner. Ich habe ohnehin keine Chance. Ich weiß gar nicht, was ich will. Ich weiß es nicht. Den letzten Satz sprach er laut vor sich hin.

Der Dienst begann anstrengend, die Leitung war ständig besetzt. Bald spürte Schmögner den Schmerz im Nacken, der ihn seit einigen Tagen verfolgte und den er auf das lange Sitzen zurückführte. Im Herbst war er mehrmals in der Woche laufen gegangen, seit Schnee lag, hatte er sich nicht mehr überwinden können.

Die seriöse Stimme eines Herrn fragte zielsicher nach der Nummer eines gepflegten Bordells in der Stadt, die nächste Männerstimme nach jener der Telefonseelsorge.

Irgendwann einmal würde er solche Anfragen vorsätzlich vertauschen und dann beobachten, was passierte. Das hatte er sich fix vorgenommen. Er grinste vor sich hin.

Zu Mittag hatte er im Supermarkt Kassetten gekauft, um die Sendung aufzunehmen. Während der ersten Pause ging er in den Aufenthaltsraum. Im Fernsehen lief die Aufzeichnung der Beerdigung des jordanischen Königs. In kleinen Gruppen nahmen ausländische Delegationen, ausschließlich Männer, an der Längsseite des Sarges Aufstellung und verabschiedeten sich mit einem leichten Kopfnicken. Im raschen Zusammenschnitt der Szenen sah das grotesk aus.

Wansch hatte eine Dose mit Hering in Tomatensauce aufgesäbelt und löffelte die Fischstücke mit der Messerspitze aus der Blechbüchse.

Was ist, gehst du mit zum Faschingsgschnas, fragte Wansch. Er habe tolle Masken gesehen, wir könnten als Clinton und Monica gehen, ich schlüpfe in den Petticoat, sagte er und lachte.

Der Anruf kam gegen halb zehn. Es war eine Frauenstimme. Eine ruhige, erholte Frauenstimme. Schmögner war so erstaunt, dass er sie zuerst nicht zuordnen konnte. Dabei gab es genug Stimmen, die er beim ersten Wort erkannte. Häufig gelang es ihm, eine Stimme korrekt mit einem früheren Anruf in Verbindung zu bringen.

Die Stimme meldete einen Weckruf für den nächsten Morgen an, um halb neun Uhr früh. Aber ganz verlässlich, bat die Frau.

Ihre Nummer brauche ich noch, sagte Schmögner.

In dem Augenblick, in dem sie die Ziffernfolge sagte, wusste er, wer anrief.

Der Saal war um diese Zeit von drei Leuten besetzt, dieser Anruf war zufällig an seinen Platz durchgestellt worden. Er tippte die Ziffern schneller in den Computer, als die Frau in der Lage war, sie anzusagen.

Es ist eine Geheimnummer, sagte die Stimme, um darauf hinzuweisen, dass man sorgsam mit ihr umgehen solle.

Wir werden sie für uns behalten, keine Angst, sagte Schmögner und musste sich augenblicklich räuspern. Es war ganz amtlich, was er von sich gab, er reagierte genau nach vorgeschriebenem Protokoll.

Ich wiederhole: Sie wünschen einen Weckruf für morgen, acht Uhr dreißig. Er nannte die Nummer. Der Auftrag wird gern für sie erledigt. Wir wünschen Ihnen eine gute Nacht.

Gute Nacht ist gut, sagte Lisa, sie hatte es offenbar nicht eilig, aufzulegen, gute Nacht ist gut, sagte sie und lachte kurz auf, leider muss ich noch arbeiten.

Na, da haben wir beide ja das Gleiche vor, sagte Schmögner, nichts für ungut, schöne Stunden wünsche ich Ihnen.

Danke Ihnen, sagte Lisa, dann legte sie auf.

Bis zum nächsten Anruf saß er bewegungslos vor dem Bildschirm, eine Hand quer über seinen Mund gelegt, so, als müsse er sich das Reden verbieten.

Später, während er mit einer Anfrage beschäftigt war, rief er die Weckrufseite auf und wanderte mit dem Cursor über die Zeilen, bis er über ihrem Auftrag stehen blieb. Am Morgen würde der Auftrag automatisch an einen diensthabenden Kollegen weitergegeben werden. Er markierte die Zeile und drückte auf delete.

Zwischen ein und drei Uhr nachts hatte er Zeit, den *Nitetalk* durchzuhören. Lisa lachte viel, spielte mit einem Anrufer Personen erraten – es ging um Tom Hanks – und ließ sich von einem anderen ein Lied vorsingen. Es war wie immer.

Schmögner merkte, dass er stärker schwitzte als gewöhnlich und sich nicht richtig konzentrieren konnte.

Nach der nächsten Pause ging er zu Wansch und teilte ihm mit, dass er sich nicht wohl fühle und früher nach Hause gehen würde. Inzwischen war es halb fünf geworden. Wansch hatte ein Rätselheft vor sich liegen, das mit Fotos barbusiger Frauen, offenbar aus den siebziger Jahren, garniert war.

Kurz darauf verließ Schmögner die Dienststelle. Der Schneeregen hatte aufgehört, die Temperatur war gefallen, die Straßen glänzten vor Glätte. Schmögner lenkte seinen Wagen aus der Parklücke. Unmittelbar vor ihm verteilte der Streudienst Schotter auf die Fahrbahn. Schmögner legte die Kassette ein und hörte die Sendung zu Ende.

Lisa war mit dem Taxi zum Bahnhof gefahren. Wüstenhagen hatte sie wie vereinbart abgeholt. Jetzt standen sie am Autobahnzubringer im Stau.

Im Radio lief die Morgenwelle eines Privatsenders. Habe ich immer aufgedreht, sagte Wüstenhagen, als ihn Lisa erstaunt ansah. Mir geht das viele Gerede unserer Leute auf die Nerven. Ist doch kein Vergnügen, wenn man die Moderatoren alle persönlich kennt. Und die ewig gleichen Witzchen. Er grinste. Ich hoffe, du sagst keinem, dass ich Feindsender höre.

Als sich der Stau auflöste, fuhr Wüstenhagen zum Tanken ab. Nach ein paar Minuten kam er mit einer Hand voll Schokoriegel wieder.

Brauche ich beim Autofahren, unbedingt, das pulvert mich auf, sagte er und bot ihr einen Riegel an. Lisa hatte die Schuhe ausgezogen und die Beine ausgestreckt, um es sich so bequem wie möglich zu machen. Fast drei Stunden Fahrt lagen vor ihnen.

Erst am Abend zuvor hatte sie Wüstenhagen von der Dienstreise zur Generalintendanz informiert. Du kannst gar nicht nein sagen, hatte Wüstenhagen geheimnisvoll getan, und bitte pünktlich sein, hatte er gebeten. Deshalb hatte sie auch den Weckdienst verständigt.

Endlich waren sie auf der Autobahn. Wüstenhagen drückte ordentlich auf das Gaspedal. Lisa sah den Zeiger am Tachometer auf hundertsiebzig zugehen. Vielleicht fuhr er so schnell, um ihr zu imponieren. Vielleicht sollte sie ihm etwas erzählen, um ihn abzulenken.

Heute Früh habe ich etwas Eigenartiges erlebt, sagte Lisa.

Um mich nicht zu verspäten, habe ich den Weckdienst verständigt, wecken um halb neun. Und weißt du, was passiert? Wüstenhagen war gerade damit beschäftigt, eine Kolonne von Lastwagen mit türkischen Kennzeichen zu überholen.

Also, um halb neun werde ich angerufen, sagt mir doch der Mann vom Auftragsdienst, ich solle bitte rasch und dringend einen Blick vor meine Wohnungstür werfen. Mir kommt die Sache zwar komisch vor, aber folgsam, wie ich bin, ziehe ich den Morgenmantel über und schaue vor die Tür. Steht da ein Tablett mit heißem Kaffee und frischen Brötchen, stell dir das mal vor. Sogar ein paar Blumen waren dabei.

Vielleicht ein neues Service oder sie machen eine Werbekampagne, meinte Wüstenhagen. Machen wir doch auch manchmal. Weißt du nicht mehr, diese Stripaktion.

Die Werbeaktion hatte im ganzen Land für Gesprächsstoff gesorgt. Frauen, die den Hörern schilderten, wie sie sich bis auf die Unterwäsche auszogen, konnten wertvolle Sachpreise gewinnen.

Auf jeden Fall habe ich mich gefreut und mir das Frühstück schmecken lassen, sagte Lisa.

Frühstück, wenn ich nur daran denke, sagte Wüstenhagen. Ich springe aus dem Bett, kein Brot im Haus, schnell eine Tasse Tee geschlürft, so schaut es aus.

Mittlerweile hatte er bereits drei Schokoriegel verzehrt. Die Riegelverpackungen hatte er auf der Mittelkonsole abgelegt, von wo sie auf die Fußmatte gerutscht waren.

Lisa verschwieg, dass auf dem Tablett ein Kärtchen mit der Aufschrift *Herzlich, A.* gelegen war. Sie hatte den Kaffee getrunken, die Brötchen gegessen, die Blumen in eine Vase gestellt, das Geschirr abgewaschen und das Tablett beim Verlassen der Wohnung wieder vor die Tür gestellt. Sie hatte sich vorgenommen, nach der Reise beim Weckdienst anzurufen und sich zu bedanken.

Immer wenn Wüstenhagen überholte, schnaubte er stark

durch die Nase. Es wirkte so, als sei es nötig, beim Überholen mit dem Körper mitzuhelfen. Am Morgen musste er eine große Menge Rasierwasser aufgetragen haben. Es roch ziemlich stark danach.

Sie schwiegen, während sie eine lange Reihe von Autos, Lastautos und Kastenwägen hinter sich ließen. Später griff Wüstenhagen in das Handschuhfach und zog eine Musikkassette heraus. So, Schluss mit lustig, sagte er und schaltete den Tuner aus. Damit du nicht noch glaubst, ich gebe der Konkurrenz wirklich eine Chance. Er drückte die Kassette in den Rekorder, die *Vier Jahreszeiten* von Vivaldi. Entspannend, oder, meinte Wüstenhagen und berührte Lisa wie aus Versehen am Oberschenkel, ehe er wieder den Schaltknüppel umfasste.

An der nächsten Ausfahrt fuhr er ab.

Bestell dir was, sagte er zu Lisa, geht auf die Rechnung, Dienstreise, verstehst du. Lisa nahm sich ein Mineralwasser, Wüstenhagen hatte Brot, Wurst, Käse, Leberpastete und ein weich gekochtes Ei im Glas auf dem Tablett. Er trank Kaffee. Die Farbe des Tabletts war von genau dem scheußlichen Gelb wie die Plastikwandverkleidung in den Studios.

Ging ja ganz schnell gestern Abend, sagte Wüstenhagen, nachdem sie Platz genommen hatten.

Hast dich sicher gewundert, was die in der Intendanz von dir wollen.

Lisa nippte am Wasser. Offenbar wollte Wüstenhagen sie jetzt einweihen.

Manchmal fällt einem etwas zu im Leben, Zufall heißt das wohl, da sollte man nicht nein sagen, sagte Wüstenhagen und strich Leberpastete auf ein Stück Weißbrot.

Nein sagen wozu, fragte Lisa.

Es deutet alles darauf hin, dass du befördert wirst.

Befördert?

Wir brauchen Aushängeschilder, Lisa. Ein großes Unternehmen braucht Werbeträger. Wir brauchen Menschen, Frauen, die unser Image transportieren. Der Sender denkt daran, dich groß herauszubringen. Sie wollen dich als Star aufbauen.

Was wollen die, fragte Lisa.

Fall nicht gleich vom Hocker, beruhigte sie Wüstenhagen. Es soll nicht von heute auf morgen passieren. À la longue bist du für größere Aufgaben berufen. Du hast Stimme, du hast Charakter. Und ich bin stolz darauf, dich vorgeschlagen zu haben. Glaub mir, das ist keine dienstliche Mitteilung. Das freut mich persönlich.

Er machte eine kurze Pause. Für einen Moment sah es aus, als würde seine Hand zu Lisa über den Tisch wandern. Zwischen ihnen aber stand das Tablett.

Als erste Maßnahme wirst du ab kommendem Monat die Sendung von Katharina übernehmen, sagte Wüstenhagen.

Kommt nicht in Frage, sagte Lisa.

Ich weiß, dass ihr befreundet seid, sagte Wüstenhagen. Katharina wird nicht abgeschoben, wir werden ihr einen vernünftigen Vorschlag unterbreiten. Und mit deiner Hilfe wird es uns gelingen, Katharina zu überzeugen, dass die Lösung mit dir das Beste für alle sein wird. Für uns alle.

Wüstenhagen hatte ein bisschen Eigelb auf sein weißes Hemd gekleckert. Bevor sie abfuhren, verschwand er auf der Toilette. Lisa wartete am Kiosk und las die Schlagzeilen der Tageszeitungen. In den Alpen hatte sich ein schweres Lawinenunglück ereignet. Als Wüstenhagen zurückkam, war das Hemd an der Stelle feucht und trotzdem noch ein wenig gelb.

Außerdem trug er jetzt eine Krawatte. Rot, mit schwarz verlaufenden Zacken. Lisa hatte das Gefühl, so eine schon einmal gesehen zu haben. War wohl gerade in Mode.

Im Wagen schlüpfte sie wieder aus den Schuhen. Wüstenhagen stieg aufs Gas, schnaubte durch die Nase und ließ sie mit den Gedanken an ihren Karrieresprung allein.

In der letzten Pause vor Dienstschluss ging Schmögner, um sich Trinkschokolade zu holen. Der Aufenthaltsraum war voll besetzt. Jetzt waren fast alle Computerplätze in Betrieb, der frühe Abend war nach der Vormittagsspitze die Zeit mit dem stärksten Andrang. Wansch stand vor dem Automaten und redete mit einer jungen Frau, die Schmögner noch nie gesehen hatte. Offenbar eine Anfängerin.

Das ist übrigens der Richard, sagte Wansch und wies kumpelhaft auf ihn.

Hallo, sagte Schmögner, und reichte der Frau die Hand.

Mona, hallo, sagte die Frau und wechselte das Standbein, ließ Schmögner in die Gesprächsgruppe hinein.

Was nimmt ein Mann an einer Frau als Erstes wahr? Vor ein paar Tagen hatte Schmögner einen Zeitungsartikel zu diesem Thema gelesen. Die Antwort auf die Frage hatte er vergessen. Die Augen? Die Brüste? Das Gesicht? Die Hände? Mona war blond, frecher Kurzhaarschnitt, sie trug kleine, silberne Ohrringe. Wansch steht auf sie, dachte Schmögner und trank. Die Schokolade schmeckte nach lauwarmem Wasser und Zucker.

Und da pendelt man zwischen den verschiedenen Jobs halt so hin und her, sagte Mona zu Wansch und setzte das vorher unterbrochene Gespräch wieder fort.

Sicher nicht unspannend, meinte Wansch.

Mir gefällt das, sagte Mona. Telefonmarketing stresst auf Dauer, der Erfolgsdruck ist groß. Deshalb arbeite ich ab und zu auch beim Rundfunk, für eine Livesendung.

Interessant, sagte Wansch. Hinter ihm an der Tür hing ein Plakat, das zur Diphtherie-Tetanus-Impfung aufrief.

Und was machst du da so?

Er möchte, dass ich verschwinde, dachte Schmögner. Er hat die Blonde für sich eingeplant.

Nicht viel anderes als ihr da, sagte Mona und deutete in Richtung Arbeitssaal. Telefonanrufe entgegennehmen und in die Sendung durchschalten. *Lisas Nitetalk*, vielleicht schon einmal gehört?

Nicht wirklich. Ich bin eher ein Fernseher, sagte Wansch.

Nitetalk kenne ich, sagte Schmögner, ohne auftrumpfen zu wollen. Die legen gute Musik auf. Er war wieder im Spiel. Die Studentin drehte sich zu ihm. Ihr rechter Daumen hatte sich in eine Gürtelöse eingefädelt.

Die Gespräche sind manchmal ganz witzig. Jetzt lachte sie ihn an. Links hatte sie ein Wangengrübchen.

Ich wollte dir eigentlich noch zeigen, wo man die Arbeitspläne abholen muss, sagte Wansch und zupfte Mona am Ärmel. Sie gingen aus dem Aufenthaltsraum und ließen Schmögner vor dem Automaten zurück.

Dreierkonstellation, dachte Schmögner, das ungleichschenklige Dreieck. Eine Ecke hat immer den kleinsten Winkel. Den Rest der Schokolade leerte er in den Abguss.

Gegen sechs fuhr er zum Funkhaus und fragte nach Herrn Mahnstein. Mahnstein sei noch im Haus, habe aber seinen Dienst schon beendet, gab die Dame am Empfang Auskunft. Ob sie ihn ausrufen lassen solle. Nicht nötig, sagte Schmögner schnell, er werde draußen warten.

Er hatte außerhalb des Schlagbaumes geparkt. Von dort konnte er den Parkplatz gut überblicken. Wenig später trat Mahnstein aus dem Funkhaus. Schmögner erkannte ihn auf den ersten Blick. Mahnstein trug in einer Hand eine Tasche, die aussah wie die Arztkoffer in den Fernsehserien, in der anderen eine Kabelrolle. Beides verstaute er im Kofferraum. Schmögner folgte ihm in einiger Entfernung. Die Fahrt ging nicht weit. In der Nähe des Bahnhofs parkte Mahnstein und ging zu Fuß weiter. Nach wenigen Metern verschwand er im Eingang einer Schnitzelimbisskette. Schmögner stellte seinen Wagen ebenfalls ab und folgte ihm nach ein paar Minuten in das Lokal. Mahnstein saß, ein Tablett mit Wiener Schnitzel, Kartoffelsalat und einer Cola vor sich, allein an einem Fensterplatz und schaute während des Essens nach draußen. Gegenüber befand sich ein Geschäft mit Billigware. Der Beleuchtungskörper in einer Auslage war defekt und flackerte.

Schmögner bestellte Hühnerschnitzel und Kartoffelsalat.

Hier noch frei, fragte er Mahnstein, obwohl auch noch an anderen Tischen Platz gewesen wäre.

Bitte, sagte Mahnstein, blickte auf und rückte mit seinem Tablett. Setzen Sie sich. Er schien nicht weiter überrascht zu sein. Guten Appetit, sagte Mahnstein freundlich und setzte seine Mahlzeit fort.

Er schaute weiter aus dem Fenster, während Schmögner die Angestellten hinter dem Tresen beobachtete. Die zum Backen vorbereiteten Schnitzel lagen zu hohen Türmen aufgeschichtet neben den Bratpfannen. Irgendwo hatte er gelesen, dass die Schnitzel fertig paniert und tiefgekühlt angeliefert wurden. Dafür schmeckte das Hühnerschnitzel gar nicht schlecht.

Mahnstein, der früher mit dem Essen fertig war, legte Messer und Gabel auf seinen Teller und beobachtete Schmögner, wie er seine Mahlzeit zerkleinerte und zum Mund führte. Im Kartoffelsalat schwammen kleine Ölaugen auf der Marinade.

Sammeln Sie auch, fragte Mahnstein unvermittelt. Sie sahen sich direkt an.

Wie bitte? Schmögner schreckte auf. Er war angesprochen.

Sammeln Sie auch? Es gibt da so ein Kärtchen, eine Bonuskarte. Zehnmal bezahlen, elfmal essen. Man bekommt einen Stempel, und wenn das Kärtchen voll ist, kann man einmal gratis essen. Praktische Einrichtung, finde ich, sagte Mahnstein und streckte ihm eine grüne Karte über den Tisch.

Habe ich nicht gewusst, murmelte Schmögner und kaute.

Ich sammle nicht nur Essensbons, sagte Mahnstein. Leider wird das heute nicht mehr geschätzt. Das Internet, verstehen Sie. Jede Information, die man sich vorstellen kann, ist online verfügbar. Es hat beinahe keinen Sinn mehr, privat, quasi für sich, irgendetwas aufzubewahren.

Früher habe ich Bilder von Fußballern gesammelt und ins Album geklebt, erinnern Sie sich? Schmögner hatte den Kartoffelsalat aufgegessen und tunkte mit Weißbrot die Marinade auf.

Nur zu gut, sagte Mahnstein.

Doppelte Fotos haben wir auf auf dem Schulhof getauscht, entgegnete Schmögner. Und was sammeln Sie, wenn ich fragen darf?

Dürfen Sie, meinte Mahnstein und rieb die Handflächen aneinander. Er schien nicht in Eile zu sein.

Anfang vierzig und korpulent stimmt, dachte Schmögner, aber mit der Familie habe ich mich vielleicht geirrt. Familienvater sucht nach der Arbeit Schnitzelimbiss auf. Isst sich die Bonuskarte hinauf. Klingt unwahrscheinlich. Vielleicht hat er gar keine Kinder.

Ich sammle Vogelstimmen, sagte Mahnstein. Hobbyornithologe gewissermaßen. Vogelstimmenforscher sozusagen. Ich besitze ein umfangreiches Tonarchiv.

Tonarchiv, echote Schmögner. Ein bisschen schauspielern schadet nicht, dachte er. Natürlich wusste er, dass Mahnstein Tonmeister war. Mahnstein merkte nichts und sprach weiter.

Magnetbänder, digitale Aufzeichung und so. Ich arbeite in meinem Zivilberuf als Tontechniker beim Rundfunk.

Hier im Funkhaus, fragte Schmögner. Ich bin kein bisschen scheinheilig, dachte er. Wenigstens konnte er sicher sein, dass Mahnstein nicht bemerkt hatte, dass er ihm schon ein paarmal gefolgt war.

Sie haben sicher meinen Namen schon einmal gehört, sagte Mahnstein. Wird ja immer durchgesagt am Ende jeder Sendung. Mahnstein, sagte Mahnstein und streckte Schmögner, der eben seine Mahlzeit beendet hatte, die Hand entgegen.

Schmögner, angenehm, sagte Schmögner und gab Mahnstein die Hand.

Wollen Sie die Stimmen hören, fragte Mahnstein. Ich meine, man sammelt, aber kein Mensch interessiert sich dafür. Ich wohne gleich um die Ecke.

Gemeinsam standen sie auf, stellten das gebrauchte Geschirr auf den Servicewagen und verließen das Lokal. Mahnstein ging zu seinem Wagen, um Arzttasche und Kabelrolle aus dem Wagen zu holen. Schmögner bot an, ihm beim Tragen behilflich zu sein.

Sie betraten ein Haus gleich hinter dem Bahnhof. Im Flur spielten zwei Jungen, die einen Ball laut gegen eine Blechtür knallten. Aufzug gab es keinen. Sie gingen die Treppe nach oben, Mahnstein voraus. Er bewohnte eine Zweizimmerwohnung voll mit Gerümpel, Papier, alten Aufnahmegeräten und einer Unmenge von Tonbändern. Vom Fenster aus sah man über die Bahnsteige, die wie lange Greifarme aus dem Kopfbahnhof herausragten.

Laut, fragte Schmögner und deutete nach draußen.

Man gewöhnt sich, winkte Mahnstein ab.

Hier die Bänder, sagte Mahnstein und zeigte auf eine Reihe von Tonbandhüllen, die in einer Vitrine gestapelt waren. Alles Vogelstimmen, sagte Mahnstein. Richtige Dialekte sind das. Der kurze und kratzende Gesang der Grasmücke. Das Rätschen des Pirols. Die Lachmöwe ist ihnen vielleicht bekannt. Türkentaube, Goldammer, Ortolan, alles da. Man muss sich einhören und vergleichen. Und immer wieder üben. Nur die Übung schärft das Ohr.

Setzen Sie sich, ich werde ihnen ein Beispiel vorführen.

Schmögner setzte sich.

Messiaen, sagte Mahnstein. Kennen Sie Messiaen?

Das letzte Mal im Spätherbst sind wir noch draußen im Garten gesessen. Die Luft war mild, und die Sonne hat die Laube gewärmt, sagt die Mutter.

Das letzte Mal haben wir uns doch zu Weihnachten gesehen, Mama, sagt Lisa.

Ein kleines einstöckiges Haus in einer Vorstadtsiedlung. Hier hat Lisa ihre Kindheit verbracht.

Sie sitzen im Wintergarten. Mutter hat das teure Service gedeckt, das sie nur für besondere Anlässe verwendet.

Nach dem Mittagessen hat Lisa geschlafen. In der schmalen Kammer, die Mutter jetzt als Abstellraum und als Notquartier für Gäste verwendet. Früher war das Lisas Kinderzimmer.

Neben dem Bett steht das Segelschiffmodell mit dem Nachtlämpchen, an der Wand hängt ein Foto aus der Volksschulzeit: Lisa mit Zöpfen, hinter ihr, leicht verdeckt Martin, ein Schulkollege, den sie seit zwanzig Jahren nicht mehr gesehen hat. Auf dem alten Pianino hat Lisa Klavierspielen gelernt, die ersten Töne und Akkorde hat ihr Vater ihr beigebracht. Jetzt ist der Rahmen verzogen, die Saiten sind verstimmt, von einigen Tasten hat sich der Elfenbeinbelag gelöst. Ein Musikinstrument ist Möbelstück geworden.

Sie haben diskutiert, ob sie spazieren gehen sollten. Die Spazierwege sind nass, überall liegt Schneematsch. Sie haben den Spaziergang vertagt und Kaffee gemacht.

Du warst ganz schön eifersüchtig auf deinen Bruder, sagt Mutti.

Vati ist Beamter bei den Stadtwerken gewesen. Vor einigen Jahren ist er gestorben. Im Schlafzimmer hängen noch ein paar seiner Anzüge und duften nach Lavendel. Fotos in den Gängen, im Wohnzimmer, im Treppenhaus. Die Familie auf Skiurlaub. Eine Bergwanderung. Die Hochzeit von Heinz und Helga.

Damals hat er noch volles Haar gehabt, weißt du noch, sagt die Mutter. Die Tochter sitzt daneben und schweigt.

Hörst du mir überhaupt zu, fragt die Mutter.

Natürlich höre ich zu, sagt die Tochter.

Wie lange warst du mit Kurt zusammen, fragt die Mutter. Kurt, das ist Kuby.

Zweieinhalb Jahre, Mutter, das weißt du doch.

Ich habe ihn nicht gemocht, von Anfang an. So überfreundlich, so aufmerksam. *Überkandidelt*, sagt die Mutter.

Und wie geht es dir, fragt sie.

Lisa erzählt von der bevorstehenden Veränderung im Studio. Sie bekommt eine wichtige Sendung. Dann kannst du mich zu Mittag hören, der *Nitetalk* war dir ohnehin zu spät.

Mutter wird alt. Die dunklen Flecken an der Hand sind in den letzten Jahren merklich gewachsen, die senkrechten Falten an ihrer Oberlippe haben sich vergrößert, feine Risse in der Haut. Ihr Haar wird stumpf.

Wie lange ist es eigentlich her, sagt die Mutter und streicht Lisa über den Handrücken.

Ein kleines Mädchen rumpelt über die Treppe, draußen im Garten schlafen die Puppen in der Hecke, Czerny-Etüden klimpern durchs Haus, es gibt Geschrei, weil Heinz den Ball nicht herausrückt, Tränen, weil Lisa nicht so lange ausbleiben darf, wie sie will.

Mama, jetzt muss ich dann aber, sagt Lisa.

Draußen wird es Abend. Wie ein Schleier aus dunkler Seide überzieht die Dämmerung das Wohnzimmer. Schließlich sitzen sie im Dunkeln. Keiner macht Licht.

Lisa auf dem Weg von der Haustür zum Wagen. Mutters winkende Silhouette im Küchenfenster. Der Wochenendverkehr. Heim zu den Schlafstätten in der Stadt. Im Wohnhaus ist niemand zu sehen. Die Stille in der Wohnung. Lisa schaltet den Fernsehapparat ein. Ein Frauenmagazin berichtet, wie bosnische Flüchtlingsfrauen versuchen, traumatische Kriegserlebnisse zu verarbeiten.

Die Lampe des Anrufbeantworters blinkt. Katharina hat angerufen.

Ich habe nicht erwartet, dass du zu Hause bist. Ich erwarte auch nicht, dass du dich sofort meldest, sagt Katharina mit einer Stimme, die sich in Ordnung gebracht hat, klar und nüchtern. Ich glaube, dass du mir eine Erklärung schuldig bist. Ich habe mir Urlaub genommen, sagt Katharina. Glaube nicht, dass ich mich geschlagen gebe. Adieu.

Lisa nimmt ein Bad. Sie sitzt im Wasser, bis es sie fröstelt. Sie schlüpft in den Bademantel, geht zum Telefon und wählt aus Laune eine Nummer. Kuby ist zu Hause.

Wie geht es dir, fragt Lisa und kauert sich auf den Teppich im Vorhaus. Während sie redet, spielen ihre Füße mit den Pantoffeln. Kuby ist alleine und gut aufgelegt.

Sie reden. Lisa lacht. Hast du Zeit, fragt sie. Sie schlurft in die Küche und holt sich Zigaretten. Sie blättert im Terminkalender. Es ist nicht so dringend, sagt sie, dienstlich sei es nicht so dringend, aber dringend sei es eigentlich schon. Sie verabredet sich mit Kuby in einem griechischen Restaurant.

Sie weiß selbst nicht, warum.

Später öffnet sie eine Flasche Frizzante. Das erste Glas trinkt sie in einem Zug leer.

Um sechs ging Schmögner gemeinsam mit Wansch aus dem Dienst. An der Tür zum Aufenthaltsraum hing ein Zettel, den jemand von der Aufsicht angebracht hatte. Ein handgeschriebenes Fax, das an die Auskunft gerichtet war. HERZLICHEN DANK stand da in großen Lettern. FÜR EINEN BESONDERS NETTEN WECKRUF! Darunter eine Unterschrift, schwer leserlich. Schmögner blieb einen Moment lang stehen und versuchte, sie zu entziffern. Vier Buchstaben, gut möglich, dass der erste ein L war.

Es wird langsam Zeit, sagte Wansch. Der Fasching geht zu Ende, und wir waren noch immer nicht aus.

Sie gingen zu Fuß vom siebten Stock hinunter zum Ausgang. Seit Wansch einmal für eine Nacht stecken geblieben war, fuhr er nicht mehr Lift.

Die Neue ist schwer in Ordnung, sagte Wansch, du weißt, die Maus, die auch beim Rundfunk arbeitet. Sie hat mich eingeladen. Maskenball im Funkhaus. Am Faschingsdienstag. An sich geschlossene Gesellschaft. Aber mit Maske fällt da keiner auf. Ich habe versprochen, dass wir kommen. Wir zwei, Bill und Monica. Masken habe ich schon gekauft, sagte Wansch beschwingt.

Die Neue gefällt ihm, dachte Schmögner. Und offenbar landet er auch bei ihr.

Es regnete in Strömen. Das Wetter war diesen Winter unerträglich. Nass, kalt, unfreundlich schon seit Oktober. Bis Mai würde es nicht warm werden, rechnete Schmögner aus. Machte sieben Monate Winter. Jetzt war Februar. Noch nicht einmal fünf Siebtel um. Schöne Aussichten.

Diesmal fand Schmögner sofort einen Parkplatz. Er kramte im Kofferraum, suchte seinen Regenschirm. Die Ledertasche wurde nass, bekam vom Regen dunkle Flecken.

Im Flur vor dem Aufzug brannte Licht. An der Anschlagtafel neben den Postkästen, an der die Wohnungsgenossenschaft ihre Verlautbarungen anzeigte, Sprechtage, Bilanzen, Müllabfuhrgebühren, hing ein Blatt Papier mit einem Foto darauf. Bei näherem Hinsehen bemerkte Schmögner, dass es sich um einen Partezettel handelte. Brauner war gestorben.

Walter Brauner, Prokurist, 45. Unser lieber Sohn, Enkel, Freund, völlig unerwartet von uns gegangen. Die Formel für Selbstmord, dachte Schmögner erstaunt und sah sich das Foto genauer an. Brauner sah aus wie immer, wenn er ihn im Lift antraf: erfolgreich.

So konnte man sich täuschen.

Brauner trug den Anzug, den er auch getragen hatte, als Schmögner ihm das letzte Mal begegnet war. Lediglich die Krawatte war eine andere.

Schmögner rief den Lift und stieg ein. Hier war Brauner zuletzt neben ihm gestanden. Er vermied es, auf dieselbe Stelle zu treten. Keine Dreierkonstellation mehr, dachte Schmögner.

Knapp vor sieben saß er in der Wohnung und blätterte die

Post durch. Eine Gratiszeitung, ein Bettelbrief einer Wohltätigkeitsorganisation, der Werbeprospekt einer Schuhkette. Vielleicht sollte er sich neue Schuhe kaufen. Der Textilschuh mit Reißverschluss erschien ihm preislich günstig. Die Gummisohle stieß ihn allerdings ab. Einmal hatte er sich im Urlaub ein Paar Sportschuhe mit Gummisohle gekauft. Am nächsten Tag hatte er sie weggeworfen. Die Sohle hatte penetrant nach Autoreifen gestunken.

Noch zweieinhalb Stunden bis zur Sendung. Der Kühlschrank war leer. Wenn es nicht geregnet hätte, wäre er nochmals in die Stadt gefahren, zu einem der Imbissstände, und hätte dort zu Abend gegessen. Vielleicht Bratwürste mit Sauerkraut. Darauf hätte er jetzt Appetit gehabt. Er verwarf den Plan, öffnete eine Dose Mais, ließ das Salzwasser ablaufen, schnitt Zwiebel klein, verfeinerte mit Essig-Öl-Marinade und aß Brot dazu.

Später saß er vor seinem Hörarchiv und kontrollierte die Kassetten. Eine leere Kassette lag bereit.

Knapp vor zehn wurde er wach. Er musste im Sitzen eingenickt sein. Jetzt ging alles nach Plan, er legte die Kassette ein und drückte mit Beginn der Signation die Aufnahmetaste.

Lisa war gut aufgelegt, lachte mit heller, freundlicher Stimme. Schmögner beschloss, erst später anzurufen.

Das Studio ist fensterlos, eine lärmgeschützte Zelle im Bauch des Funkhauses. Eine Blase aus hingelachter Luft und leiser Musik, eingehüllt in einen Kokon, schallschluckende Beläge an den Wänden, Filz auf dem Tisch, am Boden Kunststoffteppich, flusenlos vom täglichen Staubsaugen.

Über Drähte, Leitungen und Antennen schwirren Schallwellen nach draußen, spinnen unsichtbare Fäden, stellen geheime Verbindungen her, verborgene Linien zu fremden Ohren.

Draußen fegte ein böser Winter, der schneereichste seit Jahren, drinnen saßen sie in heimeliger Atmosphäre. Sting sang vom *Englishman in New York.*

Lisa hatte ihre Füße hochgelagert, der Löffel steckte in der Tasse, als wäre er darin verschraubt, sie hatte sich die Strickjacke um den Hals gelegt, der Raum war überheizt. Spätabends hatten sie es gerne warm. So saß Mutter zu Hause in der Küche, wenn sie abends die verschlissenen Strümpfe der Kinder stopfte, die Katze schnurrte auf der Ofenbank, die Uhr tickte. Zierdeckchenromantik.

Durch die Sichtscheibe getrennt von Lisa saß Mahnstein. Er war gut aufgelegt, wirkte übermütig, beinahe glücklich. Ständig stellte er Sprechkontakt mit ihr her. Es schien, als wolle er ein Glück, eine Freude mit ihr teilen, von deren Grund sie keine Ahnung hatte.

Eine Zeitungsmeldung, die ihn amüsierte, musste er unbedingt vorlesen. In Hamburg hätte sich ein Moderator in ein Studio eingeschlossen und einen ganz Tag lang dieselben zwei Lieder gespielt, ununterbrochen und abwechselnd, stundenlang nur *No Milk Today* von den Herman Hermits und eine Abba-Nummer, *The Winner Takes It All*, las Mahnstein vor. Schließlich habe man die Tür zum Studio aufbrechen lassen müssen. Genialer PR-Gag, unbezahlbare Werbung für den Sender, der Bericht über den Vorfall sei in vielen Fernsehprogrammen gelaufen.

Mahnstein lachte. Ein lautes, offenes Lachen war das, bei dem er die Zähne entblößte, sein Lachen dröhnte durch den Lautsprecher. Lisa dachte an Astronauten, die vom Mond zurückkehrten und vorerst in Quarantäne gehalten wurden. Direkter Kontakt zu Menschen war nicht erlaubt.

Der Astronaut Mahnstein saß in seiner Quarantänekabine und fächelte mit der Zeitung. Er war im All gewesen und hatte den Mond umkreist. Er lächelte sie an. Er winkte ihr zu.

Welche Lieder sie in einem abgeschlossenen Studio spielen würde?

Lisa überlegte nicht lange. An ihrem romantischen Tag vielleicht *The Long And Winding Road* von den Beatles, vielleicht auch *This One's For You* von Barry Manilow. Ein Song, den kaum jemand kenne. Er, Mahnstein, wohl auch nicht.

Bedaure, sagte Mahnstein. Da müsse er passen.

Männer sind hilflos, wenn sie verliebt sind.

Natürlich hatte er Kaffee gemacht, Mehlspeise aus der Kantine geholt, sie hatte die Nusskrone abgelehnt, so spät am Abend wollte sie nicht mehr essen.

Er war rührend bemüht, läppisch.

Ein Anbeter, der nicht zur Sache kommt, hat etwas Lächerliches. Der Astronaut, der den Mond nur umkreist, landet nicht.

Sie fühlte sich wohl. Die Tür, die nach draußen führte, war zu, sie saß da, ein Kind in Geborgenheit, weit weg das Grummeln und Rauschen der Welt. Niemand konnte ihr etwas anhaben.

Mutter hatte wieder angerufen. Ihre flehentliche, verärgerte Stimme auf dem Anrufbeantworter, ihre hörbare Wut darüber, dass sie Lisa nicht erreichte.

Nie bist du zu Hause, wenn man dich braucht, klagte die Mutter: eine Fliege, die gegen die Fensterscheibe prallt. Dahinter saß Lisa, unberührbar fern. Wütend nahm die Fliege erneut Anlauf. Melde dich, lass mich nicht warten!

Das Kind saß hinter dickem Glas, ein Fisch im Aquarium, und guckte nach draußen. Dort standen die, die gafften, die lockten, die wollten, dass das Fischkind sich zeige. Das Kind entwand sich den Blicken, paddelte ins Versteck im Seegras, draußen stampften die Enttäuschten mit den Füßen.

Draußen stand Katharina und ballte die Fäuste. Lisa hatte ein Kärtchen erhalten, eins von denen, die in jedem Kaffeehaus herumlagen, mit Werbung für eine Inszenierung des Stadttheaters, Katharina hatte sicher nicht lange nach der richtigen Karte gesucht.

Die Mitteilung war dürftig und knapp. Ich denke, dass du mir etwas zu sagen hast. Das ist das Mindeste, was ich von dir erwarte.

Katharina erwartete das Mindeste, die Mutter, dass sie zurückrief. Mahnstein war anscheinend schon mit ihrem Lächeln zufrieden. Wartete auch er? Dass sie ihn beim Hinausgehen in den Arm nahm? Dass sie ihn fragte? Und jetzt: Zu dir oder zu mir, wie sie es in einem Magazin gelesen hatte?

Männer reagierten auf so ein Angebot regelrecht geschockt, berichtete das Magazin, eine Untersuchung zitierend, auch eine Möglichkeit, sie sich vom Leibe zu halten.

Was wollte Wüstenhagen von ihr?

Wenn Lisa ins Redaktionsbüro ging, musste sie an seinem Büro vorbei. Es war, als ob er sie am Klang ihrer Schritte erkannte, so schnell stand er in der Tür.

Lisa, einen Augenblick, sagte er, fasste sie am Arm und zwang sie zum Stehenbleiben. Immer ging es um Banales, eine Unterschrift, eine Bestätigung, eine Frage nach einem Band. Wüstenhagen: einer, der stellt. Sonst war ihm nichts nachzuweisen. Keine böse Absicht. Nur seine Augen, die sie abtasteten, sein schlechter Atem, der ihr häufig zu nahe kam, seine Bauchfalte, die über seinen Gürtel hing.

Sie litten und erniedrigten sich. Sie schwitzten, sie verrenkten sich, um ihre Aufmerksamkeit zu gewinnen. Sie wollten sie zum Lachen bringen, sie in ihre Umlaufbahn zwingen, zum Einlenken nötigen, zur Landung. Sie wollten das Trennglas zwischen sich und ihr einrennen. Keine Quarantäne mehr, nur noch Nähe.

Hörer riefen an und flüsterten. Ihre Zungen flatterten durch den Äther. Sie verzehrten sich nach ihr, forderten den Sound ihrer Stimme. Ihre Höhen, Tiefen, Modulationen, ihr Gurren, das kehlige Hochschnappen, wenn sie lachte. Sie leckten an ihrer Stimme, sie rochen und schnupperten an ihr. Sie wollten sie essen, an ihr knabbern.

Albert, der Unbekannte, hatte wieder angerufen.

Wie ging es ihm mit der Dame seines Herzens?

Ich gebe nicht auf, sagte Albert, Lisa widersprach ihm nicht.

Es war gemütlich. Sie war geschützt. Lisa, das kleine Mädchen, saß zu Hause auf der Ofenbank und las.

Draußen war es dunkel, finstere Nacht. Irgendwo am Himmel stand der Mond, ein kleiner, heller Fleck. Apollo 9 bereitete die Mondlandung vor. Erstmals umkreisten Astronauten den Mond, beim Eintritt der Weltraumkapsel in den Mondschatten brach der Funkkontakt ab. Niemand wusste, ob die Kapsel aus dem Mondschatten hervortreten oder im All verschwinden würde. Sie saßen in der Küche und lauschten Radio, Vati hatte die Brille abgenommen und die Zeitung weggelegt, die Mutter hatte Lisa an der Hand genommen. Keine Angst. Uns kann nichts geschehen. Hier sind wir sicher.

Sie ließen den Wagen in einiger Entfernung zum Funkhaus stehen.

Keine Ahnung, wie Frauen das machen, ohne nasse Füße zu bekommen, sagte Wansch und stöckelte vorsichtig über den matschigen Bürgersteig. Die Maske erst kurz vor dem Ernstfall aufsetzen, hatte er als Devise ausgegeben, man schwitze sonst zu stark.

Schmögner war erstmals in einen Kostümverleih gegangen, hatte sich einen gestreiften Zweireiher und die dazu passende Krawatte ausgeliehen, Wansch hatte seine Schwester als Friseurin engagiert.

Sie steifte ihm das Haar zur Mähne und überzog es mit einem Grauschleier. Mit Maske sah Schmögner dem Ex-Präsidenten verblüffend ähnlich. Wanschs Schwester war begeistert und hatte schließlich auch noch die Idee, ihn mit Maske zu fotografieren.

Sie machte ein Polaroid von Schmögner, Wansch zog das Foto über den Scanner, binnen kurzer Zeit spuckte der Drucker mehrere Bögen mit Clintons Gesicht aus. Ohne Autogrammkarten geht es nicht, sagte Wansch, schließlich sind wir nicht irgendwer.

Schließlich stöckelte auch Wansch-Lewinsky vor die Kamera. Seine Lippen waren dick geschminkt und extra verschmiert.

Das ist ja keine Andeutung mehr, das ist ein Beweis, hatte er protestiert, aber seine Schwester hatte gelacht und auf den verschmierten Lippen bestanden.

Seit dem 11. September wurden öffentliche Gebäude schärfer bewacht. Für den Fall, dass am Eingang zum Funkhaus tatsächlich eine Gesichtskontrolle stattfinden würde, hatte Wansch mit Mona einen Treffpunkt vereinbart. Sie hatte versprochen, Einlasskarten zu besorgen oder sie sonstwie einzuschleusen.

Knapp nach zehn trafen sie ein. Der Eingang zum Funkhaus war mit Lampions erleuchtet. In sicherer Entfernung machten sie sich fertig. Jetzt gilt es, sagte Wansch. Sie stülpten die Masken über, Wansch hakte sich bei Schmögner ein. Er nestelte an seiner Handtasche. Um seine Brust baumelte betriebsbereit die Polaroid. Mona wartete vor dem schlauchförmigen Zugang zur Eingangshalle. Sie war Pippi Langstrumpf, trug ein kurzes Röckchen, die Haare rot gefärbt, zwei Zöpfe links und rechts aufgezurrt. Die Sommersprossen standen ihr gut.

Wansch flog förmlich auf sie zu. Warum er ausgerechnet in Frauenkleidern zum Fest gekommen war, wenn er es doch auf Mona abgesehen hatte, war Schmögner rätselhaft.

Und jetzt mischen wir die Gesellschaft auf, sagte Monica Lewinsky und legte den Arm um Pippi Langstrumpf.

Clinton stand verlegen daneben. Ich bin auch noch da, murmelte er.

Pippi hatte die Einlasskarten mitgebracht, nahm beide an der Hand und führte sie in das Foyer. Am Eingang stand ein braun gebrannter Glatzkopf eines privaten Sicherheitsdienstes. Er kontrollierte flüchtig und nickte ehrfürchtig.

So wurden Präsidenten begrüßt. So wurden tote Monarchen verabschiedet.

Eigenartig, wie sich die Blicke auf sie richteten. Was

Schmögner als Erstes wahrnahm, war, dass die wenigsten der Anwesenden Maske trugen. Verteilt auf den atriumsähnlichen Vorraum und das wenige Stufen darunter liegende Foyer standen Menschen, Becher und Pappteller mit Häppchen in Händen. Von einer kleinen Bühne kam Musik, gerade so laut, dass man sich noch unterhalten konnte. Im Sendesaal war an einer langen Tafel das Büffet aufgebaut worden. Als sie ankamen, war es schon völlig abgegrast.

Zu trinken gab es noch genug.

Sie erregten tatsächlich Aufsehen. Ihr Auftreten war eine kleine Sensation. Offenbar mangelte es dem Fest an Höhepunkten.

Schmögner hätte am liebsten Bier genommen, Wansch hatte ihm aber streng aufgetragen, sich standesgemäß zu benehmen. Erst gab es Sekt Orange.

Sie kamen kaum nach, mit verschiedenen Leuten, die schon einiges getrunken zu haben schienen, anzustoßen. Autogrammkarten wechselten den Besitzer. Auf die erste Karte hätte Schmögner beinahe den eigenen Namen geschrieben, bei den nachfolgenden Karten kritzelte er das Clinton bereits in einer einzigen, forschen Handbewegung über sein Maskengesicht.

Einige Gesichter kannte er aus dem Fernsehen, darunter den Moderator einer nachmittäglichen Talkshow, der ihm am Schirm immer sehr elegant erschienen war. In Wirklichkeit wirkte der Mann wesentlich kleiner als im Fernsehen, aus der Nähe traten seine kantigen Ohren hässlich hervor, außerdem war sein pickeliger Halsansatz deutlich zu sehen.

Die Leute standen in Gruppen. Schmögner verstand nur Wortfetzen. Man führte Insidergespräche. Man blieb unter sich. Fernsehleute, Moderatoren, Techniker.

An der Bar in einer Ecke des Foyers scharten sich alle um einen Herrn mit Brille, der einen Tirolerhut und einen angeklebten Schnurrbart trug. Das war der Intendant. Schmögner kannte ihn vom Fernsehen. Er beschloss, Lisa zu suchen.

Bleib bei mir, sagte Wansch und drückte ihn am Arm, mitgefangen, mitgehangen, so einfach kannst du nicht abhauen. Wansch stand mit Pippi vor einem Monitor, in dem Szenen aus einem Kabarettprogramm liefen. Der Ton war abgedreht. Der Kabarettist gestikulierte wild in der Luft und verzog das Gesicht zu erstaunlichen Grimassen.

Ich muss mal, sagte der Präsident, löste sich von seiner Begleiterin und begab sich auf die Suche.

Er entdeckte sie auf der Treppe, die hinauf zu den Redaktionsbüros und zur Kantine führt. Lisa saß auf der obersten Stufe, neben ihr lehnte ein älterer, dicker Mann, der Bier trank und auf sie einredete.

Schmögner zog sich auf die Toilette zurück. Das Pissoir hatte drei Becken, war links und rechts besetzt, Schmögner wählte die Kabine. Draußen lärmten zwei betrunkene Pisser, die nicht bemerkt hatten, dass Clinton hinter ihnen eingetreten war.

Die Ritze reibt sich schon wieder am Chef, hast du gesehen, sagte der eine.

Die Männer lachten, ein lautes Wiehern, ein helles Meckern. Läuft fast über, sagte der zweite. Kannst dir sicher sein, der Boss muss wieder einmal persönlich Nachtdienst schieben. Wieder das wiehernde Lachen.

Als Schmögner die Spülung betätigte, hörte das Lachen schlagartig auf. Als er aus der Kabine trat, war die Toilette leer.

Lisa saß noch immer auf der Treppe. Sie war ungeschminkt und nicht verkleidet und wirkte wütend. Mit einer hektischen Geste wischte sie Fransen aus ihrem Gesicht, während der Dicke mit den Schultern zuckte, wie, um sich für etwas zu entschuldigen.

Jetzt hielt er ein Sektglas in der Hand, das er schüttelte, so, als würde er eine Mücke, die darin schwamm, in Rotation versetzen wollen. Dabei wippte er mit den Beinen.

Schmögner kehrte zu Wansch zurück und fand ihn an der Bar mit Pippi, deren weißer Hemdkragen schon Farbe von Monicas Lippen abbekommen hatte.

Komm mit und mach ein Foto, flüsterte er Wansch ins Ohr. Er zog ihn am Ärmel, Pippi musste zwangsweise mit, bist halt unsere Cindy, oder wie heißt die Tochter von Hillary, sagte Wansch und nahm Mona ins Schlepptau. Chelsea, sagte Mona, aber keiner hörte auf sie.

Schmögner wurde Präsident und ging langsam die Treppe hoch. Oben, auf der obersten Stufe, saß Lisa. Sie trug einen dunklen Hosenanzug und flache, schmucklose schwarze Schuhe. Sie schüttelte energisch den Kopf, fuhr sich mit der rechten Hand durch die Haare. Die Lieblingsgeste. An ihren Ohrläppchen blinkten kleine, silberne Ringe. Beiläufig schwenkte der Dicke sein Glas.

Eben hatte die Musik zu spielen aufgehört, der Intendant löste sich aus der Schar seiner Bewunderer. Jetzt trug er keinen Tirolerhut mehr. Mit einem kleinen Sprung gelangte er auf die Bühne und schnappte sich das Mikrofon des Gitarristen. Augenblicklich kam es zu einer Rückkoppelung, ein scharfes Pfeifen schrammte durch den Raum, sodass sich alle an die Ohren griffen, Gespräche verstummten.

Lisa bemerkte Schmögner erst, als er unmittelbar vor ihr stand und sie ansprach.

Hello, sagte Schmögner in einem seltsamen Englisch, dem die regionale Färbung bereits durch die Nennung dieses einzigen Wortes anzuhören war, hello, sagte Schmögner, darf ich ihnen ein Autogramm anbieten? Spontan war er in den amerikanischen Akzent gewechselt, mit dem Kennedy *Ich bin ein Berliner* gesagt hatte.

Lisa sah ihn stirnrunzelnd an, als habe sie nicht verstanden, gestört im Streit, den sie eben noch mit dem Dicken geführt hatte. Ihr Zorn gefiel ihm, regte ihn auf. Er merkte, dass sein Herz augenblicklich stark zu schlagen begann.

Jetzt ging sie ein auf sein Spiel, jetzt wandte sie sich ihm zu, ihr Blick öffnete sich.

Hello, sagte sie verschmitzt. Ihre Augen waren in einer Weise klar, die ihn völlig hilflos machte und augenblicklich seinen Mund austrocknete. Sie musterte ihn, versuchte in das Geheimnis seiner Maske einzudringen, sie versuchte in ihm ein bekanntes Gesicht, einen Mitarbeiter des Rundfunks, zu erkennen. Jetzt wirkte sie amüsiert, vielleicht auch dankbar, dass er sie abgelenkt, aus einem Ärger gerissen hatte. Sie lächelte ihn an. Ihre Wangengrübchen. Täuschte er sich, oder hatte sie verschieden große Ohrmuscheln? Zwei kleine Falten verliefen um ihre Mundwinkel, leise, feine Striche, als hätte sie jemand mit einer zärtlichen Geste auf die Haut gezeichnet. Wenn es nach mir ginge, würde ich dich jetzt küssen, dachte er.

Er hielt ihr die Autogrammkarte hin, schämte sich für die schlechte Qualität der Aufnahme, für einen Augenblick berührten sich ihre Hände.

Aber nicht ohne Unterschrift, sagte Lisa. Während sie sprach, ließ sie seine Hand nicht los, noch immer ratend, noch immer auf der Suche nach einem Signal, einem Zeichen, an dem sie ihn erkennen konnte. Schmögner nahm die Karte an sich, drückte sie an seinen Oberschenkel, malte das Clinton auf die Karte, gab sie an Lisa zurück.

Was bin ich schuldig?, fragte sie und lachte ihn an.

Er konnte nicht sprechen, hatte einen Kloß im Hals, er spürte, dass sich Tränen in seine Augen drückten. Präsident bleiben jetzt.

Er beugte sich zu Lisa vor, die noch immer saß, ihn belustigt, neugierig ansah, er wusste nicht, was er machen sollte. In einer plötzlichen Eingebung strich er ihr mit dem Handrücken leicht über die Wange, so langsam wie möglich, jeden Millimeter auskostend.

Mit seiner Fingerspitze reiste er über ihre Haut bis zu der

Gegend um ihren Mundwinkel, wo die kleine Falte wegführte, bog an dieser Kreuzung ab, folgte dem Verlauf dieses Risses bis zu ihrem Kinn. Dann verlor sich der Weg, das Zusammentreffen war beendet. Seine Kniekehlen begannen zu zittern, plötzlich hatte er Angst, entdeckt zu werden und verspürte den heftigen Impuls zu fliehen.

Er richtete sich auf, die Hülle des Präsidenten gab ihm Schutz. Während er sich langsam entfernte, hob er zum Gruß noch einmal die Hand. Lisa winkte ihm schnippisch zu, Schmögner drehte sich um und ging die Treppe hinab. Er suchte jemanden, an den er sich halten konnte.

Vorne am Podium hatte der Intendant zu sprechen begonnen, viel zu laut dröhnten seine Worte aus den Boxen.

Unsere kleine Familie, sagte der Intendant in einer Weise, die man in einem Bericht als launig beschrieben hätte. Er wippte mit den Beinen auf und ab, Feste feiern, wie sie fallen, sagte der Intendant.

Wansch winkte, das Polaroid in der Hand. Was sagst du jetzt, sagte Wansch und schwenkte das Foto, Vorsicht, noch feucht. Die Aufnahme war leicht verwackelt. Auf dem Foto war der Augenblick zu sehen, in dem Clinton Lisa das Autogramm überreichte.

Wansch alias Monica Lewinsky hatte Pippi Langstrumpf die Hand um die Hüfte gelegt und schien mit dem Fortgang des Abends zufrieden zu sein. Hoffentlich hört er bald wieder auf, murmelte er, während der Intendant weitersprach.

Den Trends der Zeit folgen und auch der technologischen Entwicklung, sich den neuen Chancen und Möglichkeiten nicht verschließen, der Kommunikation eine Chance geben, heute, da wir uns medial so nahe sind wie nie zuvor in der Geschichte, sagte der Intendant.

Er beendete seine Rede, steckte das Mikro zurück auf den Ständer, die Band spielte einen Tusch, die Anwesenden klatschten, zufrieden hopste er von der Bühne. Er war stolz auf sich. Der Vorgesetzte hatte absolviert. Er hatte gehandelt. Gesprochen. Gescherzt. Es war gelacht worden. Pflichtbewusst und in vorauseilendem Gehorsam. Feierabend. Abgang.

Schmögner hatte in einer Sitzgruppe Platz genommen und wahllos in ein Körbchen mit Salzstangen gegriffen, ehe er bemerkte, dass er nicht essen konnte, ohne seine Maske vom Gesicht zu nehmen. Seine Knie zitterten immer noch. Als er zur Treppe hinaufsah, bemerkte er, dass Lisa nicht mehr da war.

Schmögner ließ das Gebäck wieder in den Korb gleiten und drängelte sich durch das Gewühl in das Foyer. Am Eingang zum großen Sendesaal, dort, wo sich die Garderoben befanden, entdeckte er Lisa schließlich. Zu seinem Erstaunen hatte sie Sonnenbrillen aufgesetzt. Ein Unbekannter half ihr in den Mantel. Die beiden schienen in Eile zu sein. Der Mann sprach auf Lisa ein, sie beugte ihr Ohr zu seinem Mund, wegen des Lärms, dann verschwanden sie durch einen schmalen Gang nach hinten, wo sich der Notausgang befand.

Schmögner kehrte um und begab sich zur Portierloge. Überall, bis hinaus in den schlauchartigen Zugang zum Funkhaus, standen Gruppen, die lachten, rauchten und tranken.

Schmögner ging so weit vor das Rundfunkgebäude, bis er die Ausfahrt zur Hauptstraße einsehen konnte.

Wenige Augenblicke später verließ ein Wagen den Parkplatz. Es war dunkel. Die Scheinwerfer blendeten. Schmögner konnte nicht erkennen, wer im Fahrzeug saß.

Sie hatte vergessen, die Post aus ihrem Regal zu holen. In der Tür zum Sekretariat traf sie zufällig mit Katharina zusammen.

Katharina trug die rote Jacke mit dem Emblem des Senders, auf ihrer hellen Hose war ein dunkler Fleck zu sehen. Ein Kopftuch trug sie sonst nie. Sie ist betrunken, dachte Lisa und wich instinktiv einen Schritt zurück.

Hallo, sagte sie.

Hallo, entgegnete Katharina, ohne sie anzusehen. Sie hatte eine längliche Reisetasche bei sich, eine von der Sorte, in die man einen Tennisschläger packen kann, prall gefüllt, dazu eine Umhängetasche.

Hallo, wiederholte Katharina und ging an ihr vorbei, hinaus in den Gang.

Lisa blickte ihr nach, das Gewicht der Taschen zog Katharina auf eine Seite, wodurch sie gezwungen war, mit ihrem Körpergewicht in die andere Richtung auszugleichen. Ihre Schuhe klapperten leicht auf dem gedämpften Boden.

Im Büro saß die Sekretärin vor einem Berg loser Papiere. Auf einem Stapel stand ein Glas Sekt, halb voll, auf dem Schreibtisch prangte ein aufgeklappter Schminkspiegel. Sie hatte eine Clownnase aufgesetzt und zog sich gerade die Lippen nach.

Was los?, fragte Lisa erstaunt. Man sagt etwas, wenn man ins Büro kommt. Man erkundigt sich.

Sie lässt sich karenzieren, sagte die Sekretärin schulterzuckend, als wäre sie sich einer Schuld bewusst. Wird schon wieder werden, sagte sie und schürzte die Lippen. Wird schon wieder ins Lot kommen.

Lisa nahm die Post aus dem Regal. Die Sekretärin war beschäftigt.

Die Tür zu Wüstenhagens Büro war offen, am Kleiderständer hingen mehrere Mäntel.

Wüstenhagen war allein im Büro und wirkte zerstreut, abwesend. Die Haare fielen ihm wirr ins Gesicht, er hatte sie offenbar seit Tagen nicht mehr gewaschen, der Bart war nachgewachsen. Lisa merkte, dass er getrunken hatte.

Er wirkte resigniert, defensiv in allem, was er sagte. Katharina habe sich uneinsichtig verhalten. Er habe ihr ein Angebot unterbreitet, sie habe abgelehnt. Einem störrischen Esel könne man nicht helfen. Lisa solle ihm ja nicht moralisch kommen, er vertrage jetzt gar nichts mehr.

Vergiss die Sache, schau auf dich, sagte Wüstenhagen mit einer wegwerfenden Handbewegung. Als wolle er ein lästiges Insekt vertreiben, als wolle er die Alkoholfahne, die vor ihm herwehte, verscheuchen, um Platz zwischen ihnen zu schaffen.

Er legte ihr seinen Arm auf die Schulter. Er redete mit ihr, Lisa hatte den Eindruck, als ob er gleichzeitig den Atem einzöge. Er wollte sie nicht anhauchen und ihr dennoch nahe sein.

Sie nahm die fremde Hand von ihrer Schulter.

Das ist deine Chance, sagte Wüstenhagen. Wir bringen dich groß heraus.

Gehen wir, sagte Lisa, die Party hat längst angefangen.

Draußen am Gang lief ihnen Mahnstein über den Weg.

Beschäftigt?, fragte sie.

Was man nicht alles tut, sagte Mahnstein und lächelte. Er wirkte fröhlich und aufgekratzt.

Und, keine Zeit zu feiern?, fragte Lisa. Muss mich noch umziehen, sagte Mahnstein und verschwand nach oben.

Die Party lief. Irgendwo spielte Musik, von oben sah Lisa auf den vorderen Teil einer Bühne. Sie hatte keine Lust, nach unten zu gehen. Sie setzte sich auf die Treppe und schaute hinunter ins Foyer.

Sie waren alle da. Die Radiofamilie. Nur einige waren maskiert, Scheichs, Nonnen, Polizisten, Bauchtänzerinnen hielten sich an improvisierten Bartresen fest. Der Intendant trug einen Tirolerhut mit Gamsbart. Umtänzelt von Untergebenen hielt er Hof. Christine Hagner war dabei, eine verhuschte, etwas zu dicklich geratene Carmen, Strunz als Schlosser im Blaumann, der ihm eine Nummer zu groß war, Baumann wenig originell mit Uraltmikro und Regiekappe. Happysound säuselte aus den Lautsprechern. Immer voll dabei. Die Muntermacher unter sich. Unter der Kuppe der Eingangshalle köchelte die gute Laune.

Schon war Wüstenhagen wieder bei ihr und lehnte sich an

das Treppengeländer. Fürsorglich hatte er Getränke besorgt. Sie stießen an. Sie tranken, ihr Ärger kam wieder hoch.

Warum man ihr nichts gesagt habe. Sie sei doch auch in die Sache involviert. Man hätte auch mit ihr reden müssen.

Entscheidungen werden getroffen, sagte Wüstenhagen, und aus. Auch er war jetzt verärgert. Er hatte keine Lust, zu streiten.

Er hatte sich einen strategisch guten Platz gesichert.

Er denkt nicht daran, die Position neben Lisa zu verlassen. Er träumt vom Nachher.

Das Wüstenhagengehirn malt sich den späten Abend aus. Lisa wird das zu verhindern wissen. Sein kleines Drachenmaul stößt Alkoholwölkchen aus. Er wischt sich über den Mund, um den Geruch zu vertreiben. Zwischen seinen säbelartigen Zähnen klaffen winzige Hohlräume. Ein Gebälk im Mund. Ein Gartenzaun mit Zwischenraum.

Er wechselt das Standbein, vollführt eine Pirouette, er wendet sich ihr zu, sein Unterkörper ist in ihrer Augenhöhe. Er dreht am Glas. Sie hat keine Lust, ihm weiter zuzuhören. Sie sagt etwas, um ihn zu beleidigen.

Er macht sich klein, unterwirft sich ihr, überhört die Beleidigung und suhlt sich in der Unterlegenheit. Er weiß, dass er keine Chance bekommt. Der Drache winselt. Er jault. Sie hat nicht einmal Spaß daran, über ihn zu triumphieren und beschließt, ihn zu ignorieren.

Unten erklimmt der Intendant das Podium.

Der Blick von oben: Ein Standbild mit sich bewegenden Einzelfiguren. Eine Figur löst sich aus der Menge. Der amerikanische Präsident Clinton kommt die Treppe herauf. Ein groß gewachsener Mann mit breiten Schultern in einem seriösen dunklen Anzug. Sie kann nicht erkennen, wer sich hinter der Maske verbirgt.

Hello, sagt der Präsident. Darf ich ihnen ein Autogramm anbieten? Drollig klingt das.

Hello, sagt Lisa. Diese Stimme hat sie schon einmal gehört. Das geht ihr oft so. Mit Gesichtern, die sie zu kennen glaubt und dann doch nicht zuordnen kann. Peinlich. Die Stimme kommt ihr bekannt vor.

Der Mann schreibt auf ein Kärtchen und drückt es ihr in die Hand. Er hat schöne, langgliedrige Finger.

Neben ihr steht Wüstenhagen, der plötzlich verstummt. Jetzt erst hat er mitbekommen, dass sie ihm gar nicht mehr zuhört. Der Boxer hängt angeschlagen in den Seilen. Er hält sich am Treppengeländer fest, als wäre er daran gefesselt. Er trinkt. Lisa muss lachen. Sie will Wüstenhagen ärgern.

Und, was bin ich schuldig, fragt sie. Männer werden unruhig, wenn sie sich ausgebootet fühlen, sie spürt, wie sich die Wut durch Wüstenhagens Körper windet. Gelangweilt schaut er nach unten.

Der Intendant hat mit seiner Rede begonnen. Der Tirolerhut liegt neben dem Mikroständer am Boden.

Der amerikanische Präsident streicht ihr mit der Hand über die Wange. Sie lässt es geschehen. Vielleicht sollte sie an der Hand riechen, vielleicht kann sie den Mann am Geruch identifizieren. Es ist zu laut dafür. Zu laut für Gerüche, zu laut, Geräusche wahrzunehmen.

Lisa stellt sich vor, wie jemand vom Aktuellen Dienst einen Bericht darüber verfasst, was eben live vor sich geht. Irgendwo wird jetzt auch eine Kamera laufen. Wir produzieren die Seitenblickesendung, in der uns die Zuseher mit zweitägiger Zeitversetzung beim Feiern beobachten können. Stolz auf unseren Sender, sagt der Intendant. Und das Publikum gibt uns Recht, sagt der Intendant.

Jetzt setzt Applaus ein. Warmer Regen für den Redner. Er hat seine Sache gut gemacht. Sehr gut für das Referat. Der Vorzugsschüler darf zurück ins Glied. Er klettert glücklich von der Bühne. Er setzt den Tirolerhut wieder auf und geht zu der Gruppe, von der er aufgebrochen ist. Begeistert wird er in ihrer Mitte aufgenommen. Schon wird wieder gescherzt. Musik setzt ein, *Mendocino*, der Schlager von Michael Holm aus den siebziger Jahren.

Plötzlich sieht sie Kuby. Er lehnt an einer Säule. Sie sieht ihn von hinten, erkennt ihn am Trenchcoat, der um die Schulterpartie feucht ist. Möglicherweise regnet es draußen. Er sieht sich um. Er sucht sie.

Lisa steht auf und läuft die Treppe hinunter. So schnell kann Wüstenhagen gar nicht reagieren, hat sie ihn schon abgehängt. So schnell kann er ihr gar nicht nachlaufen, will er nicht als nachtrottender Idiot dastehen. Er muss einen Respektsabstand, eine Respektszeit einhalten. Erst dann darf er sich erlauben, ihr zu folgen.

Kuby kommt ihr entgegen. Sie treffen einander bei der Telefonzelle.

Da bist du ja, sagt Kuby. Es ist später geworden, als ich glaubte. Er hat ein schlechtes Gewissen. Sie berühren einander nicht. Gehen wir, sagt Kuby.

Ich muss noch meinen Mantel holen, sagt Lisa. Sie hat ihn oben im Büro hängen lassen.

Am Gang vor den Redaktionsbüros trifft sie Mahnstein noch einmal.

Na, hallo, sagt Lisa erstaunt.

Mahnstein ist jetzt ein Mönch in brauner Kutte und aufgeklebter Glatze. Er wedelt mit dem Cingulum.

Habe ich was versäumt, fragt er.

Wenn doch der Chef redet, sagt Lisa mit spielerischem Vorwurf in der Stimme.

Dann ist sie draußen. Sie lässt den Lärm hinter sich, hinter ihr fällt die Wolke aus Musik und Gespräch in ein schwaches Summen zusammen.

Vor dem Funkhaus springt sie plötzliche Dunkelheit an. Die Augen gewöhnen sich nur langsam. Kuby fährt. In seinem Wagen hängt ein fremder Geruch, der ihr nicht vertraut ist.

Er greift ihr ans Knie. Sie spürt seine Hand durch den Stoff ihrer Hose. Fordernd. Knirschend. Schabend. Als wolle er sich an ihr festkrallen. Er sagt nichts. Sie lässt ihn. Sie liebt ihn. Was immer das heißt. Sie fahren los.

Um Mitternacht nahmen sie die Masken ab. Das Gummiband, mit dem die Gesichtslarve befestigt war, hatte tiefe, rote Streifen in Schmögners Hals gedrückt. Er war auf die Toilette gegangen und hatte sein Gesicht im Spiegel betrachtet. Mit der ungewohnten Frisur sah er aus, als habe ihm jemand einen Hut aus Haaren aufgesetzt.

Er kam sich hässlich vor, unnütz. Er verspürte den Wunsch, nach Hause zu fahren.

Wansch und Mona saßen wortlos in einer unbeleuchteten Ecke, und sie hielten einander an den Händen. Vielleicht lauschten sie der Musik oder sie schliefen mit offenen Augen. Betrunken waren sie nicht. Schmögner wagte nicht, zu stören. Die Band spielte *Moonlight Serenade* von Glenn Miller.

Ich habe mich nicht getäuscht, sagte Mahnstein, der als Mönch verkleidet war, und trat auf Schmögner zu. Die Tonsur passte gut zu seinem runden Gesicht.

Sie sind da, sagte er und drückte Schmögner die Hand. Ich habe erwartet, dass Sie kommen werden. Ich habe mich also nicht getäuscht, wiederholte er und lächelte.

Sie sehen müde aus, sagte Mahnstein. Rauchen Sie? Gehen wir nach draußen, die frische Luft wird uns gut tun.

Und jetzt? Nehmen Sie mir die Beichte ab?, scherzte Schmögner, ohne eine Antwort zu erhalten.

Sie gingen denselben Gang entlang, durch den Stunden zuvor Lisa mit dem Unbekannten verschwunden war. Dann standen sie draußen vor dem Funkhaus. Sie lehnten an der Wand, rauchten und starrten in die Nacht. Das Fest war zu Ende. Es hatte aufgehört zu regnen. Die Luft war klar und kalt.

Sie sind Albert, sagte Mahnstein, ohne Schmögner anzusehen.

Ich habe mir vorgenommen, Ihnen heute mitzuteilen, was ich schon längere Zeit weiß. Ich mache ihnen keinen Vorwurf.

Schmögner lehnte sich zurück. Er spürte die Kälte, die von der Wand abstrahlte und sah nach oben. Licht blinkte am Firmament, Tausende Lichtjahre von ihnen entfernt.

Sie wissen, dass ich ein gutes Gehör habe, berufsbedingt gewissermaßen, sagte Mahnstein. Ich gestehe, dass der Tontechniker mit mir durchgegangen ist. Als Sie bei mir auf Besuch waren, habe ich eine kleine Stimmprobe von Ihnen genommen. Alles andere war ein Kinderspiel. Stimmvergleich, verstehen Sie? Ihre Stimme kam mir immer schon bekannt vor. Die Anrufe des *Nitetalk* werden auf Band aufgezeichnet. Ein Hörvergleich genügt. Ich habe ein geschultes Ohr.

Sie sind Albert. Sie sind der Anrufer, der sich in eine Frau verliebt hat. Die Frau heißt Lisa. Das wurde mir schnell klar. Sie wohnen ja auch im gleichen Haus wie sie.

Sie lachen? Auch ich gehe abends gern allein durch die Stadt.

Einmal bin ich ihnen gefolgt. Ich kenne das Haus, weil ich Lisa schon öfter dorthin gefahren habe. Ich weiß, wie sie fühlen. Ich weiß, wie sie leiden.

Sie standen da, bliesen Rauch in die Luft und starrten in den Himmel. Oben blinkte ein Flugzeug, das eine Schleife zog. Vielleicht Richtung Süden abbog, wer weiß.

Der Himmel hatte aufgerissen und war sternenklar. Stadt und Sterne funkelten. Fernsehantennen tasteten sich durch das All. Auf der Fahrbahn zum Parkplatz glitzerten Eiskristalle, kleine Sterne, zur Erde gefallen.

Sie standen da, der amerikanische Präsident und ein Franziskanermönch in brauner Kutte. Ihren Mündern entwichen kleine Ladungen Rauch. Sie standen da und schwiegen. Sie schauten in die Luft.

Ich weiß, wie Sie leiden, sagte Mahnstein.

Wir lieben die, die wir nicht erreichen, sagte er. Wir hören ihre Stimme und glauben, sie zu kennen. Etwas an ihr ergreift

Besitz von uns, eine Gewalt, der wir uns nicht entziehen können. In uns brennt nur der Wunsch, ihr nahe zu sein. Wir wollen sie sehen, ihren Atem fühlen, ihre Haut, das Knistern ihres Haars, die Nähe ihrer Seele. Wir sind nicht Verführer, nicht Faust, nicht Don Juan. Wir sind nur die, die begehren. Wie Don Quichotte verzehren wir uns. Dafür vergessen wir uns. Dafür nehmen wir alles in Kauf. Nur um ihr nahe zu sein, nehmen wir alles auf uns. Wir machen uns lächerlich und erreichen doch nichts.

Wir sind allein, eingebacken in der Hülle unserer Sehnsucht. Berauscht vom Wunsch nach Nähe. Durstig danach, den Hauch ihres Atems zu erhaschen. Paralysiert von Schönheit, von Anziehung. Wir ahnen, dass die, die wir begehren, in Wirklichkeit nicht die ist, deren Nähe wir ersehnen. Wir ahnen, und wir misstrauen unserer Ahnung. Wir hassen sie. Lieber leben wir im Schein, als die Wahrheit zu ertragen.

Lieber leben wir in unseren Träumen. Wollen nicht erwachen. Die Nacht, und sei sie noch so kalt, soll endlos dauern. Wir weinen, wenn der Morgen graut. Nachts sind unsere Träume wach, nachts halten wir unser Ohr an die Wand, nachts lauschen wir ihrer Stimme, nachts flüstern wir Worte, die uns ihr nahe bringen sollen. Nichts lenkt uns ab, nachts ist unser Begehren hellwach, klarer als am Tag.

Nachts halten wir Wache. Es könnte sein, dass jemand klopft, dass sie uns ruft. Dann möchten wir bereit sein. Wir möchten die Gelegenheit nicht versäumen, die vielleicht nur einmal kommt. Dafür rüsten wir uns. Wir sind da, wenn sie uns ruft. Die Stimme in der Nacht.

Draußen auf der Hauptstraße fuhren Autos vorbei. Sie hörten das Sirren der Reifen auf gefrorenem Asphalt. Sie traten die Zigaretten aus. Winzige Eiskristalle klirrten unter ihren Schuhen.

Ich bringe Sie nach Hause, sagte Mahnstein, kommen Sie.

Kreuzweg

Spätnachts sitzt er im Wirtshaus, allein. Die anderen sind nach Hause gegangen, zu ihren Frauen. Am Stammtisch stehen noch ihre Gläser. Tragen weiße Schaumränder. Krümel von Brezeln am Tisch.

Er sitzt nicht mehr bei ihnen. Sie nicht mehr bei ihm. Es hat kein lautes Wort gegeben, keinen Streit, nie. Es gab keinen Anlass dazu. Einmal hört sich alles auf.

Er hat tausend Versuche unternommen, sie zu verstehen.

Du bist der Diener des Herrn. Dein Amt ist eine Berufung, dein Leben ein Opfer. Du trägst dein Kreuz wie der, an den du glaubst.

Du hast ihnen zugehört, ihre Kinder getauft, die Alten besucht, ihre Toten beerdigt. Du weißt viel. Du hast dein Ohr hingehalten bei der Beichte, in das haben sie ihre Sünden gestopft. Dein Kopf ist ein riesiger Kelch, ein übergroßes Gefäß, zentnerschwer. Dein Schädel ist mit ihrer Verzweiflung, ihren Fragen gefüllt, eine heiße, flammende Wunde. Du kühlst deinen Schädel, du schwemmst deinen Kopf mit Rotwein aus. Blut Christi, tränke mich, Wasser aus der Seite Christi, wasche mich. Du hast ihnen Mut zugesprochen, einmal. Das ist jetzt vorbei.

Der Wirt kommt, stemmt seine Unterarme auf den Tisch, starrt ihn aus schwarzen Punktaugen an. Es ist spät, Herr Pfarrer, sagt er, ich mache dann zu. Mit müden Bewegungen wischt er die Platte blank.

Ich bin gleich so weit, sagt er, ein letztes noch. Der Wirt nimmt das Glas und geht zurück zur Theke.

Er steht auf, bahnt sich den Weg zur Toilette, spürt, wie er schwankt. In den Adern kocht das Blut. Der Durchgang in den Hof hinaus ist nieder, man muss sich bücken, um nicht anzustoßen.

Kein Problem, gelernt ist gelernt. Immer gebückt, verneigt, verehrt, hingeworfen, die Kniebeuge ist die natürlichste Bewegung des Körpers. Die Hände gefaltet, den Kopf gesenkt, so ist es schön. Schön singen, kurz predigen, dann ist es gut. Es ist nicht wichtig, was du sagst. Wir wollen deine Zeichen sehen, deinen Zauber, deine magische Kunst. Bete um Regen, wenn es trocken ist, flehe um Sonne, wenn die Sintflut droht. Spende uns Segen, damit kein Unheil geschieht, gib uns Trost, wenn Krankheit droht. Steh uns bei, wenn der Tod kommt, unser Feind. Sag uns, dass wir ewig leben.

So ist es gewesen, jahrzehntelang. Ein Zauber verfliegt, ein Zeichen verlöscht, Magie schwächt sich ab.

Er pisst an die stinkende Wand, im Fenster sitzt eine Spinne, eine Fliege zappelt im Netz.

Sag uns, dass wir gute Menschen sind. Kinderzeugen, Hausbauen, Autowaschen. Sag uns, dass es recht ist, was wir tun. Wir wollen dich achten und ehren, neben dem Bürgermeister sitzt du in der ersten Reihe.

Sag uns, dass alles einen Sinn hat. Er sagt es, er hört ihnen zu, er saugt ihre Sünden aus verängstigten Seelen, er segnet den neuen Löschwagen, das Sparkassengebäude, die Computerchiphalle. Er vermählt die Tochter des Managers mit dem Sohn des Kommerzialrates, er gibt bei der Trauung Handzeichen. Jetzt aufstehen, jetzt knien, jetzt setzen.

Er wäscht sich die Hände, das Gebläse des Föns gibt ein jähes Geräusch in der Nacht, er geht in die Gaststube zurück, trinkt das letzte Glas im Stehen. Der Wirt hat begonnen, die Lampen zu löschen.

Gute Nacht, Herr Pfarrer, morgen ist auch noch ein Tag, sagt er mit müdem Gesicht, schließt hinter ihm die Tür. Im oberen Stockwerk schläft seine Frau, die ihn seit Jahren betrügt. Sie hat einen Freund, steht aber noch täglich mit ihrem Mann in der Küche. Alles muss weitergehen.

Gute Nacht. Guten Morgen, alles Gute, gute Besserung, schöne Feiertage, Mahlzeit, der Friede sei mit Euch. Wir wünschen uns, woran wir nicht mehr glauben.

Draußen ist sternenklare, kalte Nacht. Er bleibt stehen, starrt in den Himmel. Tausende blinkende Punkte. Kein Zusammenhang, er kann nichts erkennen, die Lichter wollen sich nicht zu Sternbildern fügen.

Früher haben ihn die Kinder gefragt. Sind ihm nachgelaufen. Aufgeregt recken sie in der Schule die Finger in die Höhe. Wer hat die Gestirne gemacht? Gibt es den Himmel? Herr Pfarrer, gestern habe ich einen Engel gesehen.

Es ist lange her. Auserklärt ist die Welt, die Sterne haben ihr Geheimnis verloren, im Fernsehen löst ein Professor in Fortsetzungen die Rätsel des Alls.

Die Lehrerin hat ihn nach seinem Sternbild gefragt. Sie kennt ihren Aszendenten. Ein Computerprogramm hat ihr das Horoskop erstellt. Alles ist so und so, sagt sie, ein Blick in die Sterne genügt. Es lässt sich alles erklären.

Der Kastanienbaum wirft seinen riesigen Schatten über den Platz, dass ihn fröstelt, als er vorbeigeht. Eine reife Frucht tropft auf die Erde, springt auf. Er bückt sich, hebt sie auf, steckt sie in die Tasche, wo er die Schlüssel spürt, den großen für die Kirche, den kleineren fürs Pfarrhaus. Dort wartet nur ein kaltes Bett. Seit Wochen nicht mehr abgewaschen, schmutziges, eingetrocknetes Geschirr vergammelt in der Küche, überall liegen Zeitungspapier, tote Fliegen, schmutzige Hemden, Unterwäsche. Egal. Sieht ohnehin niemand. Vor Wochen hat die ihn verlassen, deren Haut er gern roch, mit deren Haar er gern spielte. Aus ihren Augen getrunken, ihr Lachen war Gold. Das ist dein Leib, das ist mein Leib. Du hast mir einen Namen gegeben. Deine Zunge, deine Brüste, alles an dir singt dem Leben ein Lied. Stark wie der Tod ist die Liebe.

Weil nicht sein kann, was nicht sein darf. Was sagen die Leute. Jahre vergehen in Heimlichkeit. Das Ich vegetiert in einem abgedunkelten Winkel im Kopf. Der Pfarrer ist eine öffentliche Person, immer im Dienst. Schauspieler, Finanzbeamte, Politiker haben ein Privatleben. Der Gottesmann nimmt sein Kreuz auf sich und folgt dem Herrn nach. Im Kreuz liegt das Heil. Durch es ist Freude gekommen in die Welt. Es gibt kein sinnloses Leid mehr für den, der wahrhaft glaubt. Im tiefsten Abgrund ist der Gekreuzigte bei ihm.

Ich verlasse dich, morgen gehe ich, sagt Susanne. Sie hat viel geweint in den letzten Tagen. Ruhig packt sie ihre Koffer, verstaut die Wäsche, blättert noch in einem Buch, ist sich nicht sicher, ob es ihr gehört. Sie nimmt den Morgenmantel vom Haken, wickelt handgeschliffene Gläser in Zeitungspapier, legt vorsichtig eine Decke über einen Bilderrahmen.

Lächerlich. Er hasst sie, weiß nicht, warum sie geht. Nicht seine Schuld. Ein Schmerz ist relativ. Alles ist relativ. Eine junge Frau stirbt an Krebs. Er steht am Grab und liest mit feierlich getragener Stimme vorgedruckte Worte aus einem schwarzen Büchlein heraus. Ich möchte sterben, haucht eine Achtundachtzigjährige im Krankenbett, die von ihrer Tochter betreut wird. Alles wird wieder gut, sagt er und schaut, dass er weiterkommt.

Vom Unterricht kommt er heim, und das Haus ist leer. Auf der Kredenz liegt ein Blatt Papier: *Es ist besser so.*

Die Größe des Hauses. Die Höhe der Räume. Das Hallen der Schritte. Wenn es kalt ist, dampft der Atem.

Auch wenn wir glauben, dass wir allein sind, sind wir nicht allein, der Herr ist bei uns.

Drüben in der Kirche hängt der Herr. Einmal, vielleicht ist es schon tausend Jahre her, erhält er als junger Kaplan ein Abschiedsgeschenk. Er nimmt das Kreuz mit in seine neue Arbeitsstelle. Unter den Augen des Dornengekrönten feiert er Gottesdienst, vom Altar aus spricht er mit ihm. Er ist nicht

Don Camillo, lächerlicher Vergleich. Hat keinen politischen Feind, keinen Humor und säuft viel zu viel.

Im schwachen Licht der Straßenbeleuchtung liegt ein Igel auf dem Weg. Spürt Schritte nahen, hört auf zu laufen, rollt sich ein.

Du wirst den Winter nicht überleben, leichtgewichtige Kugel, wer jetzt noch herumläuft, erfriert. Vorsehung Natur plant deinen Tod, der Schöpfer hat dich als Ausschuss erzeugt, er will, dass du stirbst.

Er hat große Lust nach dem Kleintier zu treten, hebt schon den Fuß, lässt es bleiben, blödes Vieh.

Im Haus des Lehrers ist es dunkel, alles schläft. Früher haben sie lange Abende zusammen getrunken, gestritten über Gott und die Welt, Bücher gelesen, besprochen, diskutiert. Bloch, Rahner, Habermas, Küng. Aus und vorbei. Ein Windrad der Lehrer, ein dünnes Blatt seine Frau. Die Bibel und ihre Gleichnisgeschichten: Sie haben es über, alles bekannt. Die Letzten werden die Ersten sein, er stürzt die Mächtigen vom Thron: Schnee von gestern, die Welt ist, wie sie ist, wir können nichts ändern, wir haben uns lange genug ein schlechtes Gewissen gemacht. Sie essen kein Fleisch mehr, gehen früh zu Bett, schlafen auf ausgependeltem Boden. Homöopathie, Auramessung, Alpha-Atmung. In Seminaren werden sie wiedergeboren, erinnern sich an ein frühes Leben als Flechte im Stein. Ausbildung im Oberton-Singen. Jesus war ein sympathischer Masochist, eine humane Fußnote im Gleichklang des Alls.

Mit jedem Schritt tritt er ein Stück Früher in das Kopfsteinpflaster. Die Beatles spielen *Revolution*, der Priesterseminarist mottet seinen Talar endgültig ein, trägt Jeans und Parka. Keine Angst gehabt früher. Den Mund aufgemacht. Wir proben den Aufstand. Wir alle sind Kirche. Den Regens des Seminares aus dem Amt geschwiegen, gegen den Pflichtzölibat demonstriert. Sitzstreik wegen eines entlassenen Kollegen. Der

Bischof ist ein langer Stängel mit winzigem Kopf. Hat von nichts eine Ahnung, womöglich Schwierigkeiten beim Schnürsenkelbinden, versteht sich bloß auf salbungsvolle Reden und das Verteilen von Kinderschokolade. Er zitiert die Aufmüpfigen ins Amt. Vor dem Vorgesetzten hat man zu stehen. Der Bischof klemmt hinter dem Schreibtisch und spielt mit einem goldblinkenden Brieföffner. Christus war für uns gehorsam bis zum Tod, ja bis zum Tod am Kreuz. Der Papst ist der Stellvertreter Christi auf Erden. Der Bischof ist vom Papst eingesetzt. Wer mein Jünger sein will, verleugne sich selbst. Nicht mein Wille geschehe, sondern der deine. Der Gehorsam ist wichtig, sagt der Bischof und drückt jedem beim Abschied ein Schwarz-Weiß-Foto mit seinem Abbild in die Hand.

Früher, früher, Schritt für Schritt. Pfarrer auf der Streckbank, Jahre brechen Rückenwirbel. So geht das nicht, sagt der Bürgermeister. Nicht die Jugend gegen Atomkraft und Aufrüstung verführen. Keine Einmischung in die Politik. Nicht diese entsetzliche Musik, klagen die alten Frauen. Was hat eine Trommel in der Kirche zu suchen? Keine Obdachlosen ins Pfarrhaus. Hat es noch nie gegeben. Spenden für die Kinder in der Dritten Welt ja, aber nicht für arbeitsunwillige Flüchtlinge, die über unser Land herfallen. Früher waren die Gottesdienste viel feierlicher. Sie haben zu lange gepredigt. Sie haben zu kurz gepredigt. Sie haben zu leise gesprochen. Sie haben gesagt, dass auch Homosexuelle Geschöpfe Gottes sind. Sie haben die Handkommunion praktiziert. Sie lassen Mädchen ministrieren. Sie feiern Messen in Almhütten und verteilen dabei normales gesäuertes Brot. Was haben Sie gegen den Kameradschaftsbund? Was machen Sie an Ihrem freien Tag? Wer ist die Frau im Pfarrhof?

Die Leute, mit denen er diskutierte, Lieder sang, die Welt aus den Angeln hob, sind älter geworden, kommen nicht mehr. Die Frauen schieben Kinderwagen durch den Ort oder machen Diäten, die Männer fahren zu Geschäftsterminen, rechnen Börsengewinne aus, die Kinder sind mit sieben erwachsen. Mein Vorbild ist Super-Mario, Nintendo war ein Heiliger. Papa redet mit den Erdgeistern, Mama legt Tarot-Karten und hängt Amulette ins Fenster. Der Beichtstuhl ist eine Murmelnische für grau gewordene Kriegerwitwen, ich habe unaufmerksam gebetet, ich hasse meine Schwiegertochter. Die Schwiegertochter fährt zur Psychotherapie in die Stadt.

Einmal hört sich alles auf, einmal wird alles möglich, einmal sind wir alle tolerant, einmal verwirklichen wir uns selbst, einmal leben wir alles gleichzeitig, Montag Indianer, Mittwoch Dagobert Duck, Freitag Sufi, du vertrittst ein Weltanschauungsauslaufmodell, du hast dich in der Öffentlichkeit für die Äußerungen des Bischofs zu rechtfertigen, wie lebt es sich mit Inquisition und Zwangsmission, warum schweigst du zum Rechtsruck in der Kirche?

Früher, früher, knirschen die Schritte den Kiesweg zur Kirche hinauf. Er nimmt den Schlüssel aus der Tasche, öffnet das Portal, betritt die dunkle Halle. Langsam nur gewöhnen sich die Augen an das Schwarz. Am Zeitschriftenstand liegen Schriften, die keiner mehr liest. Eine Hand fährt ins Weihwasserbecken. Licht: ein flackerndes Rot, das Ewige Licht, vor dem Marienaltar brennen Kerzen.

Vorne hängt Jesus am Kreuz.

Das Geräusch seiner Schritte setzt sich bis ins Gewölbe fort. Er setzt sich in eine Bank. Sitzen, warten, schauen. Draußen fährt ein Auto vorbei. Lichtreflexe an der Decke, in den Glasfenstern. Holz knarrt, eine Kerze knistert, irgendwo tropft Wasser. Vierhundert Jahre feuchter Modergeruch. In den Nischen und Seitenaltären dümpeln Heilige, blicken alle mit seltsam schwermütigem Blick auf den Boden, ins Leere. Es ist nicht möglich, in ihre Augen zu sehen.

Er sitzt, halb kniend, die Augen geschlossen. Herr, ich höre. Das Blut kocht im Kopf, lodernde Zungen, rote Flammen.

Herr, ich rufe dich. Dein Diener hört. Sag, wie es weitergeht. Ich weiß, ich stinke aus dem Mund. Vierzig Tage getrunken, um deine Botschaft zu hören. Du hast mich erforscht und du kennst mich, ob ich sitze oder stehe, du weißt von mir. Sprich. Ich bin bereit, ich höre dir zu.

Er sitzt, lauscht: ein Flattern, wie wenn ein Vogel von außen an ein Fenster anschlägt. Er öffnet die Augen, richtet den Blick nach vorn: nichts von vorne, kein Wort.

Er erhebt seine Stimme, flüsternd bewegen sich die Lippen. Meine Kehle ist trocken wie eine Scherbe, die Zunge klebt mir am Gaumen. Viele Hunde umlagern mich, eine Rotte von Bösen umkreist mich, du aber, Herr, eil mir zu Hilfe!

Vorne hängt Jesus' magerer, weißer Körper, ein Stück Stoff um die Mitte, sonst nackt, den Kopf zur Seite gedreht, die Augen geschlossen. Blut fließt aus den Händen, den Füßen, der Seite, Blut quillt aus der Wunde der Dornenkrone.

Er lauscht in die Stille, er hört: seinen Atem, sonst nichts.

Laut betet er jetzt, jetzt muss er mich hören, warum, Gott, hast du mich verlassen, ich rufe bei Tag und bei Nacht, doch du gibst keine Antwort. Aber sprich nur ein Wort, so wird meine Seele gesund.

Was hängt da vorn? Ein Mensch, ein Gott, ein Stück Holz?

Er hält inne, richtet sich auf, hält den Atem an. Sekundenlang kein Geräusch, kein Hauch, da weht auch kein Wind. Und Jesus bleibt stumm. Schweigt wie ein Schaf, das vor dem Scherer verstummt.

Er bittet, er schreit es, er bricht es heraus: Du Hund! Du Hund!

Dann springt er auf, stürzt aus der Bank, ein plötzlicher Plan, wenn nichts kommt von oben, wenn Gott dir nicht hilft, wirst du selbst ein Zeichen setzen, bist Magier, bist Priester, der Wein gibt dir Kraft, in der Sakristei liegt die Werkzeugkiste in der Lade, du nimmst einen Stuhl mit in die Kirche hinaus, gehst zum Altar, keine Kniebeuge jetzt, du siehst, wie sich das weiße Altartuch unter deinen Tritten verschmutzt, du nimmst einen Hammer in die Hand, Jesu Gesicht ist jetzt ganz nah vor dir, Falten um die Augen, Risse von splitterndem Lack, Jesus schläft, wie dünn seine Oberarme sind, schlaff hängt cr am Kreuz, du wirst Jesus helfen, nimmst eine Zange, packst den Heiland am Arm, du tust ihm nicht weh, gibst Acht auf den hilflosen Herrn, vorsichtig ziehst du ihm den Nagel aus dem Fleisch, aus der Hand, aus der Rechten, aus der Linken, aus den Fesseln, da fließt kein Blut mehr, nimmst das Kreuz aus der Verankerung, legst es auf den Boden vor dem Altar, lange gelitten, lange gehangen, ich nehme dich vom Kreuz, dann liegt Jesus von Nägeln gelöst, ist dir kalt, wickelst ihn in eine Decke, frieren sollst du nicht, legst ihn wie ein Kind dir in den Arm, trägst ihn zum Portal, kehrst zurück zum Altar, schlägst die Kreuzbalken entzwei, schleppst die Quer- und Längsbalken vor den Eingang zur Kirche, draußen ist jetzt finstere Nacht, Wolken haben die Sterne verhüllt, eingewickelt liegt Jesus vor der Kirche im Gras, du schließt die Tür, drehst den Schlüssel zweimal durchs Schloss, nimmst Nägel und schlägst die Balken an die Tür, von innen hörst du dein Klopfen, wie es im Gewölbe widerhallt, vernagelst die Tür, nimmst dein Bündel in den Arm, auf deine Schultern, einer trage des anderen Last, die Mitte der Nacht ist der Anfang des Tages.

Hinter dem Friedhof führt ein Pfad in den Wald. Dorthin machst dich auf, nur fort von hier, weg, bist eine leichte Bürde, bist gar nicht schwer, hab keine Angst, ich bin ja bei dir.

Am See

Gelbes, warmes Licht liegt auf dem Linoleumboden in der Küche. Ein strahlend blauer Morgen im September. Bald kommt der Herbst. Die Tür zum Balkon steht offen. Kühle Luft von draußen streicht in einer sanften Brise um die Beine.

Gerade ist er aufgestanden. Heute hat er frei. Mit bloßen Füßen tappt er über den Fliesenboden im Vorzimmer. Er trägt die helle, abgetragene Flanellhose, die bequemste, die er besitzt. Sein Hemd ist nicht zugeknöpft. Eben war er auf der Toilette, noch hat er sich nicht gewaschen.

Sein Gesicht ist blass, die Augen sind verklebt. Das Haar ist kurz geschnitten und liegt unauffällig, fast demütig an seinem kleinen Kopf. Sein Alter ist schwer zu bestimmen. Es scheint, als hinge es davon ab, wie das Licht auf ihn fällt. Er wird von Anfang zwanzig bis Mitte vierzig eingeschätzt. Er hält sich für nicht besonders attraktiv, aber auch nicht für hässlich. Stets bringt er Fotografen zur Verzweiflung. Nein, fotogen ist er nicht. Er lacht nie.

Er ist vierunddreißig Jahre alt. Sein Rücken schmerzt. Tags zuvor hat er der Nachbarin geholfen, Kohlen aus dem Keller in die Wohnung zu schleppen. Nur noch wenige Wochen und die Heizsaison beginnt. Die Alte hat ihm zwei Äpfel geschenkt und zwei Euro in die Hand gedrückt.

In der Küche sitzt eine fremde Frau am Frühstückstisch. Die Sonne scheint direkt auf die Zeitung. Die Frau hält sie so nahe vor die Augen, als wäre sie gerade dabei, sich damit zuzudecken, wie, um eine Gesichtsmaske aufzulegen. Als sie ihn kommen hört, lässt sie die Zeitung sinken. Sie liest den Börsenkurier, ein Blatt, das ihm gänzlich unbekannt ist.

Sie streckt ihm die Hand entgegen. Sie sagt: Hallo, nicht erschrecken, ich bin die Schwester von Robert.

Er nimmt die Hand und drückt sie. Sie fühlt sich kühl an. Die Frau trägt keinen Ring. Er sagt: Hallo.

Jetzt wohnt ihr schon so lange zusammen, und wir haben uns noch nie kennen gelernt, sagt die Fremde.

Es ist richtig: Rechts ist sie unberingt, aber an der linken Hand stecken gleich drei Ringe aus Silber. Ihre Armbanduhr ist von erstaunlicher Größe, gleich daneben baumelt ein goldenes Kettchen.

Robert ist bereits weg, sagt die Frau, ich habe schon versucht, Frühstück zu machen. Trinkst du Kaffee?

Klar trinkt er Kaffee, aber erst muss er sein unsinnig schlechtes Gewissen beruhigen, er muss erklären, warum er so spät aufgestanden ist, es ist bereits nach neun. Heute hat er seinen freien Tag.

Er arbeitet in der Leitzentrale der Verkehrsbetriebe, in der Videoüberwachung. Davon sagt er Roberts Schwester nichts, dazu sieht er keine Veranlassung.

Kaffee habe ich gefunden, aber Brot gibt es keines mehr, ich habe nur mehr Toast entdeckt, sagt sie und zeigt auf das Paket, das auf dem Tisch liegt. Wenn du mir jetzt noch sagst, ob sich ein Toaster im Haus befindet, können wir tatsächlich etwas essen.

Er deutet auf den Küchenkasten, in dem das Gerät steht, entschuldigt sich für einen Augenblick, er muss noch ins Bad. Gewaschen, gekämmt und mit frischen Socken kehrt er in die Küche zurück. Auch das Hemd hat er gewechselt. Es geschieht selten, dass Besuch kommt.

Zwei Tassen stehen auf dem Tisch, zwei Teller, auf denen gerösteter Toast liegt, Butter, Marmelade. Sie liest in der Börsenzeitung, er kann einige Überschriften aufschnappen: *Börse Tokio verstimmt über Geldpolitik. Technologiesektor ist letzte Festung an Wall Street. Fondsmanager uneins über weitere Zinsentwicklung. Die Nerven liegen blank.*

Wirtschaft hat ihn nie interessiert. Er hat keine Ahnung, ob die Aktien steigen oder fallen.

Ihre Nase klebt an den Überschriften. Wahrscheinlich ist sie stark kurzsichtig, anders kann er sich ihr Verhalten nicht erklären. Sie hat langgliedrige, braun gebrannte Finger, an denen sich die Nägel weiß und deutlich abheben. Sie kratzt sich gern am Hinterkopf.

Seit zwölf Jahren lebt er mit Robert in der Dreizimmerwohnung, seit zwölf Jahren hat sich an der Kücheneinrichtung, einer Resopalküche aus den sechziger Jahren, nichts verändert, von der Anschaffung eines Mikrowellenherdes abgesehen. Robert arbeitet seit vier Jahren in einer Rechtsanwaltskanzlei.

Er selbst hat Architektur studiert, das Studium dreimal abgebrochen, zweimal wieder aufgenommen. Jetzt ist wohl endgültig Schluss. Vor Jahren hat sein Vater die Zahlungen eingestellt, seither hat er gejobbt. Die Beschäftigung bei den Verkehrsbetrieben ist die fünfte oder sechste. Möglich, dass er bei dieser Arbeit hängen bleiben wird. Vor kurzem hat ihm jemand den Vorschlag gemacht, als Betriebsrat zu kandidieren.

Manchmal schreibt er Tagebuch. Keine Ahnung, wie es mir geht, schreibt er. Ich habe mich von mir entfernt. Mein Verstand hat den Körper schon verlassen. Ob ich glücklich oder unglücklich bin, ich weiß es nicht. Ich weiß nicht, was Glück, was Unglück ist. Ich weiß nicht, wer mit ich gemeint ist, wenn ich ich schreibe.

Roberts Schwester trägt einen Minirock und dünne Nylonstrümpfe. Was ist das Gegenteil von blickdicht? Transparent.

Ihr Rock ist tatsächlich sehr kurz. Ein Buch trägt den Titel, es kann auch der eines Films gewesen sein: *Eine Handbreit über dem Knie*. Dieser Minirock reicht nicht einmal bis eine Handbreit über das Knie. Wenn man ihr in einiger Entfernung gegenübersäße, könnte man bis hinauf zum Zwickel sehen.

Er stellt sich vor, dass sie weiße Unterwäsche trägt. Er sieht ein weißes Blitzen, ein blendendes Dreieck hinter einem schwarzen Schleier aus dünnem Strumpf.

Robert und er haben sich auseinander gelebt. Jeder geht seiner Wege. Sie begegnen sich nur mehr aus Zufall, ihre Rhythmen sind verschieden, sie leben in getrennten Welten. Die Miete wird zu gleichen Teilen beglichen. Schwer zu sagen, ob Robert aus Bequemlichkeit oder aus Arbeitsüberlastung noch nicht ausgezogen ist.

Einmal hat Robert erzählt, dass er eine Schwester habe, zu der so gut wie kein Kontakt bestehe, das muss Jahre her sein, er hat es vergessen. Vergessen wie ein Gesicht, das einem Jahre nicht mehr begegnet, wie eine Telefonnummer, die man nicht mehr verwendet, einen Pullover, der im Kasten verkommt, wie das Lebensgefühl, das ihn beherrschte, als er zum Beispiel zwölf war. Oder zwanzig.

Die Erinnerung an sich selbst als Kind, als Jugendlicher, ist verblasst. Er ist eine fremde, in ihren Körper vekrampfte Figur mit Hornbrille auf einer vergilbten Fotografie. Er weiß nicht mehr, was ihn damals bewegte.

Robert hat eine Freundin, das weiß er. Sie besitzt eine eigene Wohnung. Zusammenziehen möchten sie nicht.

Er selbst hat keine. Nicht mehr. Schon lange nicht mehr. Er lebt als Single. Er lebt in einer Konstellation, wie sie ihm seit Jahren massenhaft in französischen, seit einiger Zeit auch in deutschen Kinofilmen, vornehmlich in so genannten Komödien, vorgeführt wird. Er kann diese Filme nicht mehr sehen. Er findet sie weder lustig noch ansprechend, nur mehr langweilig. Sie nerven ihn. Er boykottiert sie und geht lieber in Retrospektiven alter Meister, Bergman und Fellini, Hitchcock und Truffaut.

Die Küche ist nicht aufgeräumt. Das scheint die Schwester nicht zu stören. Am Fensterbrett steht eine gebrauchte Teetasse. Brotbrösel liegen am ganzen Tisch verstreut, Krümel von Sägespänen. Gestern hatte er den Handbohrer am Tisch abgelegt. Eine Schraube eines Regals hatte sich gelockert, er hatte das Loch nachgebohrt.

Ein Handy piepst, ihres. Er besitzt ja keins. Sie nimmt es vom Stuhl und drückt auf einen Knopf. Hallo ja, sagt sie. Sie hat eine angenehme Stimme.

Sie spiegelt sich im Küchenfenster, das halb geöffnet ist. Während sie telefoniert, beobachtet er ihr Spiegelbild. Ihre Zähne sind weiß, sie zieht die Mundwinkel beim Lachen weit zurück. Sie breitet die Zeitung auf den Tisch, legt die Stirn in Falten, streicht mit der Linken das Haar übers Ohr.

Sie erzählt die Geschichte eines Ärgers. Wie immer habe er die Sachen ohne Absprache einfach stehen gelassen und sei auf Dienstreise gefahren. Alles sei bei ihr liegen geblieben. Evelyns Diktaphon habe nicht funktioniert, sie habe erst die Batterien wechseln müssen, und da sie nie mit diesem Zeug arbeite. Ja, genau. Die Anleitung studieren, das dauere. Sie sei dann den ganzen Tag dagesessen und habe diktiert. Die Sekretärin habe schon damit begonnen. Mit ihrer eigenen Arbeit sei sie jetzt natürlich weit hinten. Mich fragt ja keiner, sagt sie.

Zwischendurch nimmt sie einen Schluck aus der Tasse. Er schaut zu, wie die fremde Schwester in seiner Küche sitzt und telefoniert, als sei er gar nicht da. Er beobachtet sie indirekt im Fenster.

Sie hat schöne, geschwungene Ohren, deren ovale Form ihn an einen Bassschlüssel erinnert. Sie trägt silberne Clips.

Er spielt Bassgitarre in einer Hobbyband und ist gerade dabei, den Bassschlüssel zu erlernen. Bisher genügte es, Akkordsymbole lesen zu können, neuerdings teilt Armin, der Bandleader, Arrangements in Notendruck aus. Das Repertoire muss dringend erweitert werden.

Er hat sich nie für Noten interessiert. Er war der Überzeugung, dass ein Popmusiker keine Noten lesen brauche. Es ist mühsam, sich im Notensystem zu orientieren. Der Bassschlüssel wird auch als F-Schlüssel bezeichnet. Neben dem geschwungenen Zeichen gibt es zwei Punkte. Diese zwei Punkte schließen das kleine f ein. Das ist der Orientierungspunkt.

F-Schlüssel wie F-Worte. Wie ficken, wie Fut. Wie feinsinnig, wie Farben, wie Frieden, wie Freundin.

Sie beendet das Gespräch, legt das Handy zur Seite mit einer eindeutigen, forschen Bewegung. So, weg, fertig. Sie wendet sich ihm zu. So, jetzt aber zu dir. Sie lächelt ihn an, zieht die Augenbrauen fragend hoch.

Sie werden eine, zwei Stunden in der Küche sitzen und reden. Die langen, dünnen Schatten der Stuhlbeine werden sich in dem Maß verkürzen, in dem die Sonne höher steigt, werden ganz verschwinden, wenn das Licht schließlich nach draußen kriecht. Sie werden sich Kaffee nachschenken, die Frau wird das Fenster schließen, er wird ins Zimmer gehen, um Zigaretten zu holen, die Frau wird rauchen, sie wird aus ihren Schuhen schlüpfen und trotz ihres kurzen Rocks ein Bein an den Körper ziehen, der ganze Oberschenkel wird zu sehen sein, sie wird sich lustig machen über den Heizstrahler im Bad, der sich beim Duschen nicht hat einschalten lassen, der Zeitschalter ist defekt, wir ziehen uns zurück, gehen leise durch den Flur, der längst im Schatten liegt, wir achten darauf, nicht auf das Telefonkabel zu treten, das sich wellenartig über den Boden schlängelt, vorsichtig öffnen wir die Tür und gehen nach draußen, bewegen uns hinunter in das Erdgeschoß, wir verlassen das Haus, folgen den Waschbetonplatten bis zur Gartentür, wo der Briefträger gerade die Post in das Kästchen steckt, wir gehen um das Haus herum, Richtung Fluss, noch einmal schauen wir nach oben, dort in der ersten Etage, hinter dem Küchenfenster, wird gesprochen, eine Frau und ein Mann lernen einander kennen.

Die Außenmauer des Hauses wird von der Sonne beschienen, übrigens, wie war doch dein Name, ich heiße Madeleine, sagt die Frau.

Du hast doch heute frei, sagt die Frau, ich würde gerne schwimmen gehen, hast du nicht Lust, mitzukommen?

Die Angst kam vor drei Jahren. Eines Nachts weckte Dieter mich auf, schweißüberströmt, mit starken Schmerzen im linken Arm und in der Brust. Es war Winter, es schneite so stark wie schon Jahre nicht mehr, die Straßen waren tief verweht. Ich rief Rettung und Notarzt an, die wegen des Schneefalls mit großer Verspätung eintrafen. Dieter bekam einen Schwindelanfall, wollte sich aber nicht hinlegen, richtete sich immer wieder auf, rang nach Luft. Die Untersuchung im Krankenhaus ergab einen beginnenden Infarkt an der Herzspitze. Dieter erhielt Medikamente und den Rat, Sport zu betreiben. Seither gingen wir regelmäßig laufen, im Winter ins Fitnessstudio und in die Sauna.

Madeleine erzählt.

Sie ist zweiunddreißig Jahre alt, schon, sagt sie, erst, sagt er und berührt sie wie zufällig am Arm. Sie ist die Mutter einer achtjährigen Tochter, selbstbewusst, gebildet, gewandt. Sie weiß sich in Gesellschaft zu bewegen, sie hat gelernt, Menschen miteinander bekannt zu machen. Sie bringt die Kleine zum Ballett und hat nicht das Gefühl, auf eigene Wünsche zu verzichten. Sie träumt und sieht sich als Inhaberin einer kleinen Galerie. Die dunkle Jahreszeit stört sie nicht, sie besucht Ausstellungen, geht ins Theater, trifft sich mit Freundinnen in der Stadt, bummelt durch überdachte, vollklimatisierte Einkaufsgalerien. Die Familie ist der Mittelpunkt des Lebens, ihre Großfamilie. Man trifft sich zu Geburtstagen, zu Taufen, zu Ostern, zu Weihnachten. Man küsst sich, nimmt einander lächelnd in den Arm, stellt sich zu Fotografien zusammen, es ist sicher, dass keiner verloren geht. Man ist füreinander da. Oben, im Hügelland, mit Sicht über das Flussbecken, wartet ein Haus, nach eigenen Plänen gebaut, in den kalten Monaten brennt Feuer im Kamin, im Sommer liegt sie auf der Terrasse, der Hund balgt mit der Kleinen, halbtags jobbt sie als Sekretärin für eine Softwarefirma, die Putzfrau kommt aus Kroatien, spricht tadellos Deutsch und isst gern Pralinen. Ihr schenkt sie mit Vorliebe Kleider, die sie selbst noch gerne tragen würde. Lustvoll probieren sie die Kleider vor dem großen Schlafzimmerspiegel an.

Sie liegen auf einem sonnigen Platz in der Wiese am Seebad, die Wiese ist menschenleer, die Saison ist zu Ende, das Büffet hat geschlossen. Glatt liegt der See, ruhig plätschern kleine Wellen gegen die hölzernen Pfähle des Steges.

Madeleine sitzt auf einer Decke, sie hat die Beine angezogen und die Hände um die Knie verschränkt. Sie trägt einen Bikini mit dunkelblauem Oberteil und knappem Slip. Für eine Blonde hat sie ungewöhnlich dunkle Haut. Entweder hat sie sich nackt gebräunt oder sie besucht das Solarium. Die Bräune ist makellos, keine hellen Hautflecken am Rücken oder am Busen. Ihre Brüste sind voll und rund, das Schlüsselbein tritt markant hervor. Ihre Achseln sind rasiert, ihr Nabel ist mit einem silbernen Schmuckstein gepierct. Keine Spur von Schwangerschaftsstreifen. Auf ihrem kleinen Bauch flimmern feine, helle Härchen.

Sie ist schön, ein Genuss für die Augen, und sie weiß es. Ihr Lächeln ist offen und ohne falsches Kalkül. Es strahlt die Zuwendung und Liebe aus, die ihr im Lauf ihres Lebens widerfahren ist. Sie ist eine Beschenkte aus Gnade. Das Maß der Zuwendung, das sie als Kind erfahren hat, muss grenzenlos gewesen sein. Es gibt Menschen, wenige, denen durch die Natur und den Zufall das geschenkt wird, worum andere ein Leben lang vergeblich und mit zunehmender Verzweiflung kämpfen.

Drei Jahre vergehen. Keine Beschwerden, nichts. Ein paarmal denkst du noch an jene Nacht der Angst, das besorgte Gesicht des Notarztes, allmählich verblasst die Erinnerung. Wir fahren auf Urlaub in die Dominikanische Republik, wir besuchen die Schulaufführung unserer Tochter, wir feiern Silvester mit Freunden in den Alpen, den siebzigsten Geburtstag meines Schwiegervaters.

Dieters Firma expandiert, errichtet Filialen in Ungarn, wir machen Kurzurlaub am Balaton, keine Beschwerden, nie. Keine Bemerkung, seine Gesundheit betreffend, kein einziges Mal.

Es ist Mitte Juni, die erste Schwüleperiode des Jahres, seit Tagen kühlt es nicht mehr ab, wir schlafen bei offenen Fenstern, draußen jaulen die Katzen, ein Uhu ruft. Gegen vier Uhr früh werde ich wach, wie durch einen Schlag geweckt, eine plötzliche Eingebung. Es ist totenstill, ich sitze im Dunkeln im Bett und lausche. Die Tür zur Kleinen ist offen, kein Geräusch, ich taste nach Dieter. Mit verdrehtem Oberkörper, den Mund wie zu einem Schrei geöffnet, liegt er da, er atmet nicht mehr.

Ich springe auf, mache Licht, rufe den Notarzt, ich rüttle Dieter, versuche, ihn zu beatmen. Mit bloßen Füßen renne ich auf der Terrasse hin und her, ins Haus zurück, auf die Straße hinaus, um auf das Eintreffen des Arztes zu warten. Um die Kleine nicht zu wecken, rufe ich nicht laut um Hilfe.

Es war alles zu spät, alles umsonst. Dieter wurde eine Stunde lang vergeblich wiederbelebt. Plötzlicher Herztod. Der Arzt hat meine Mutter verständigt, als er abfuhr, ging gerade die Sonne auf. Es war ein strahlender, wolkenfreier Tag. Wie heute. Nur heißer. Es ist drei Monate her.

Madeleine liegt rücklings auf der Decke, sie hält eine Hand vor das Gesicht, sie sieht ihn nicht an. Er streicht ihr mit der Hand über die Wange, sie lässt es geschehen. Sie schweigen.

Ein Hubschrauber fliegt in geringer Höhe über das Gelände, hinter dem lebenden Zaun, der das Strandbad von der Straße trennt, braust der Verkehr vorbei. Ein leichter, unhörbarer Wind fächelt die Zweige.

Er streichelt mit dem Handrücken ihre Wange. Sie nimmt seine Hand und drückt sie sanft an ihren Hals. Seine Haut ist viel heller als ihre. Er sitzt neben Madeleine, sein Unterleib befindet sich in der Nähe ihres Kopfes, sein Bauch, ein weißer Fettwulst, wölbt sich über der alten Badehose. Bloß die Unterarme sind gebräunt, er trägt meist kurzärmelige Hemden, der Übergang ins Weiß des Fleisches ist abrupt. Auf einem Oberschenkel prangt ein gelber Mitesser, seine Brust ist schwach behaart, die Oberarme sind dünn und ohne ausgeprägte Muskeln.

Er sitzt im Überwachungsraum der U-Bahn und beobachtet auf Videoschirmen das Geschehen im Bahnhofsbereich, die Auf- und Abgänge, die Trottoirs, die Einfahrten in die dunkle Höhlung der Tunnels.

Er sieht sie kommen und gehen, die Eiligen und die, die trödeln, welche, die ihre Zeit totschlagen und solche, denen vor Stress das Herz laut im Hals pocht. Sie laufen, sie hasten über die Stufen, um den nächsten Zug, der sich mit hellem Kreischen ankündigt, zu erreichen. Sie kommen von der Arbeit, sie kommen von der Liebe, sie gehen, um Liebe zu machen, sie kommen vom Krankenhaus, aus den Labors, aus den Bürohäusern, sie haben Telefonate geführt, Toiletten geputzt, sie haben Kuchen verkauft, sie haben Kleinkinder in den Schlaf gewiegt, sie haben nackt vor Männern getanzt, sie haben Aktien gekauft, sie haben Mitarbeiter entlassen. Hier unten kommen sie zusammen, hier laufen die Fäden, die der Tag spinnt, zusammen, hier ist die Leitzentrale, hier läuft das Leben über Rolltreppen wie über Spulen, geordnet, ameisenhaft. Sie sind mit Tüten bepackt, sie lesen im Gehen, sie sprechen mit sich selbst, sie telefonieren, sie hören Musik. Sie starren auf den Boden, in Schuhen mit dicken Plateaus federn sie über harten Beton, in knappem Stakkato stöckeln sie Ärger, Wut und Hass aus ihren zusammengestauchten Körpern, mit weiten, ausgreifenden Schritten verschaffen sich Sieger und Gewinner selbstbewusst Raum.

In den Köpfen wird gerechnet, werden Summen addiert, dreht sich alles um Geld. Geld reicht aus oder es wird knapp oder es vermehrt sich von selbst. Geld bereitet Sorgen oder Glück, Geld wärmt oder lässt frösteln, es klingelt in Form von Münzen in Manteltaschen oder liegt verklausuliert in Wertpapieren auf der Bank.

Sie stehen auf dem Bahnsteig und warten. Jetzt, für einen Augenblick, nur für Minuten, sind alle gleich. Egalitär, liberal, selbstbestimmt, frei. Der Zug fährt ab und du wählst die Richtung.

Auf den Monitoren bewegen sich Passanten, klein und zierlich wie Puppen, schwarz-weiße Figuren in Hosen und Röcken tänzeln vor und zurück, stehen still, die Taschen an die Körper gepresst, schräg an die Wand gelehnt, Beine über Kreuz, in der unentwegten Pendelbewegung des Lebens.

Manchmal gelingt es ihm, einen Eindruck, eine Geste, ein Gesicht zu erhaschen. Manchmal verliebt er sich augenblicklich in ein Antlitz, rührt ihn ein Ausdruck, eine winzige Bewegung einer Frau im Innersten an. Dann möchte er die Monitore vergessen, das Überwachungszimmer verlassen, hinaus auf den Bahnsteig laufen und die Auserwählte suchen, deren Blick ihn eben fing. Da bin ich, möchte er schreien, ich bin es. Ich habe gewartet, jetzt bist du da.

Der Zug fährt ein, ein kalter Luftstrom fegt durch die Röhren, mit einem Wischen öffnen sich die Schiebetüren, ein Schwall von Menschen ergießt sich nach draußen, das Warten ist zu Ende, die Abteile füllen sich erneut, eine Lautsprecherstimme schnarrt, der Zug fährt an. Für einen Moment ist der Bahnsteig menschenleer. Dann beginnt das Schauspiel von vorn.

Madeleine hat seine Hand losgelassen, sie liegt da, mit geschlossenen Lidern, als schliefe sie. Sie hat lange, dunkle Wimpern.

Heute Nacht bin ich im Traum geflogen, erzählt der Dicke, ich träume selten.

Ich erhob mich hoch in die Luft, flog über Kontinente, tief unter mir Wolken, noch tiefer Land, von der Sonne beschienen, Flusstäler wie Adern, wie Papillaren von Blättern, Gebirgszüge und Hügel, aufgeschoben wie der Faltenwurf einer Decke, von grauen Schatten schraffiert, ich war ohne Gewicht, ich tanzte in der Leere zwischen Erde und Firmament, ich lachte, war glücklich.

Wir fliegen über das Wasser, die Oberfläche ist dunkel und ruhig, die Stege an den Ufern sind verlassen, die Boote eingeholt, die Sommermöbel liegen gestapelt in den Schuppen, die Fenster sind blind. Eine Gruppe von Schwänen zieht eine sanfte Spur, am Ufer liegt Schwemmgut: Zweige, Laub, ein zerbrochener Plastikbecher, ein zerfetzter Luftballon. Ein Blatt Papier treibt, angefeuert vom Rückschlag der Wellen, langsam hinaus auf die offene Fläche des Sees, schaukelt wie ein Kahn, ein weißes Floß, beschrieben mit Worten, unsinkbar.

Draußen glitzert die Sonne, draußen bricht sich das Licht in blendenden Farben.

Wir fliegen knapp über dem Wasser, die Luft fächelt uns zu, der Fahrtwind zaust uns das Haar, dann steigen wir hoch. Oben ist es kühl und klar, wir sehen zurück, unten liegt das Strandbad, die Wiese knallgrün im schrägen Sonnenlicht. Am Ende des Stegs, dort, wo eine Leiter in den See führt, steht eine Frau. Sie taucht erst eine Hand, später einen Knöchel ins Wasser, um die Temperatur zu fühlen. Kettchen und Ringe hat sie auf dem Badetuch abgelegt.

Angenehm, sagt sie, geradezu ideal, meint sie auffordernd. Hast du Lust, ins Wasser zu gehen?

Er hat nicht gefragt, in welchem Sternzeichen sie geboren wurde, die Frage scheint überflüssig. Wasser, Erde, Feuer, Luft? Sie ist in ihrem Element.

Sie klettert die paar Sprossen die Leiter hinab und lässt sich ins Wasser gleiten. Sie schlüpft ins Nass, wie um unter einer schützenden Hülle Zuflucht zu nehmen, um sie herum teilt sich mit einem Rauschen der See, sie verschwindet ganz, strahlend taucht sie wieder auf, die Tropfen prickeln weiß auf ihrer Haut, die Haare, dunkel vor Feuchtigkeit, schmiegen sich wie winzige Aale an ihren Hals, sie ist von gleißendem Licht umgeben. Mit flinken Beinschlägen beschleunigt sie, die Arme weit ausgebreitet, den Körper gestreckt, ihr Leib ist schmal und lang, die Beine sind kräftig. Dann macht sie kehrt und schwimmt heran, wie ein Delphin hebt sie sich aus dem Wasser und wirbt, schnattert, komm, nicht so scheu, sie schleudert den Kopf herum, verscheucht Tropfen aus ihrem Gesicht, presst Wasser aus den Ohren, ihrem Bassschlüsselohr.

Vorsichtig hält er ein Bein ins Nass, meinst du wirklich, fragt er, die Haare kleben an der Wade, wenn es sein muss, sagt er.

Das Hineingleiten: Ein kalter Schauer fährt durch seinen Körper, ein spitzer Schmerz um die Mitte, ein kleiner, plötzlicher Schock, der sich löst, als er eintaucht. Er macht einen langen Zug, siehst du, es geht, sagt sie und lacht. Sie schwimmt in seine Nähe, sie hat helle, grüne Augen, sie ist eine Nixe, sie nimmt eine Haarsträhne in den Mund, dann wollen wir, sagt sie, stößt ihm neckisch in die Rippen, ihre Brüste, umspült von Wasser, heben sich im Rhythmus der Wellen auf und ab, dort draußen, siehst du, die Plattform, das ist ein Ziel. Sie stoßen sich ab, gleiten durchs Wasser, sie schwimmt vor ihm her.

Das Wasser. Das Ufer. Der Himmel. Die Haut.

Das Wasser ist grün, dunkel, undurchsichtig. Unter ihnen stehen Fische, tief unter ihnen lauert der Grund, sie können ihn nicht erkennen.

In den Ohren gurgelt der See, mit jedem Schwimmzug rauscht er auf, teilt sich die Fläche vor den Händen, öffnet sich, bäumt sich auf, fällt wieder zusammen.

Sie schwimmt vor ihm her. Das Wasser ist ihr Element. Sie

ist ein kleines Mädchen, Vater und Mutter stehen am Ufer und winken, sie trägt ihr Haar zu Zöpfen gebunden, du bist eine Wasserratte, sagt Vati, im Schlamm nahe am Ufer sucht sie nach Würmern und selten geschliffenen Steinen, in Ufernähe lässt sie sich fallen, taucht sie mit weit aufgerissenen Augen, durchkämmt das milchige Licht bis zum Grund, mit kräftigen Beinschlägen krault sie wieder nach oben, Mikroorganismen schweben wie Sprühregen zum Grund, oben an der Wasserlinie tanzt Tang, dort bricht sich das Licht.

Sie ist siebzehn und jagt mit den Jungen um die Wette, balgt sich um Bälle, lässt sich um die Taille fassen, mit spitzen Schreien lässt sie sich tümpeln, mit gespreizten Beinen hockt sie am Ufer des Meeres und erwartet die anrollende See in ihrem Schoß, der Sand gibt nach, jede Welle saugt sie ein Stück tiefer in den Boden, der nächste Schwall kommt und füllt sie unten auf, wärmt ihr Becken, umspielt ihre Schenkel, sie ist die junge Mutter und plantscht mit der Kleinen im Sand, leitet Wasser um, füllt das Kännchen, Dieter steht am Ufer und filmt, gemeinsam mit ihm taucht sie im Riff, das Wasser ist grün, Fische, handgroß, lassen sich fassen, bäuchlings liegt sie im Wasser, zieh dich aus, sagt Dieter, hinter ihr glüht die Sonne, ihr nackter Hintern, zwei pralle Backen brechen die Wellen.

Langsam entfernt sich das Ufer. Er hat die Brille abgelegt, die Farben verschwimmen, das Grün der Sträucher und Bäume, das matte Grau der Bootshütten, ein weißes, eingeholtes Segeltuch. Auf einem Privatgrundstück stürzt ein kleiner Hund ans Ufer, trinkt, schüttelt sich, trottet auf den Rasen zurück.

Die Haut fühlt die Strömungen des Sees. Warme Wellen, kalte Schwalle massieren die Beine. Die Hände furchen durchs Wasser, wühlen wie in einem weichen, feuchten Teig, die Wellen zerrinnen zwischen den Fingern, die Substanz zerfällt, löst sich auf in Tropfen.

Nur langsam kommt die Plattform näher. Zu langsam. Es hat den Anschein, als schwämmen sie auf der Stelle.

Plötzlich bekommt er Sorge, seine Kraft könnte nicht bis dahin reichen. Er schwimmt nicht gern zu weit hinaus, er hat Respekt vor großen, freien Flächen. Er misstraut dem Wasser, möchte wissen, was unter ihm ist, während er schwimmt. Möchte den Grund kennen.

Er ist kein guter Schwimmer, nie gewesen, er spürt ein Ziehen in den Armen, in den Beinen, die Muskeln schmerzen. Eine kalte Strömung umspült seine Mitte. Er schwimmt mit geschlossenem Mund, die Lippen zusammengekniffen. Er schwimmt verbissen, er schweigt.

Vor ihm zieht Madeleine ruhig durchs Wasser, ihr Körper taucht mit jedem Armzug ganz unter die Oberfläche, wie die Flossen eines Wals taucht ihr Rücken aus dem Wasser auf. Bronzefarben glänzt ihre Haut. Sie schwimmt schneller als er, kräftig durchpflügen ihre Oberarme den See.

Ohne es zu wollen, hängt sie ihn ab, lässt ihn hinter sich, schnell verliert er den Anschluss. Je weiter sie sich von ihm entfernt, desto mehr wünscht er sich ihre Nähe. Dann beginnt er zu frieren, Gänsehaut überzieht seinen Körper.

Er empfindet den Gedanken lächerlich und schämt sich dafür: Er wünscht, sie wäre bei ihm, für den Fall, er könnte ertrinken, die Menschheit zerfällt in zwei Teile: in Schwimmer und Ängstliche.

Er könnte Madeleine rufen. Eine jähe Welle von Unsicherheit durchfährt ihn, ein plötzliches Gefühl einer Schwäche, eine zwingende Müdigkeit, der Wunsch, sich zurückzulegen, zu schlafen, der Wunsch, auf dem Wasser auszuruhen, anstatt es vergeblich zu zerfurchen, immer wieder teilt sich die Fläche vor ihm, brodelt, dunkel.

Er sitzt im Videoüberwachungsraum der U-Bahn. Matt flimmern die Monitore, die Tür ist geschlossen, auf den Armaturen blinken kleine Lichter, die Einfahrt in den U-Bahn-

Schacht ist ein finsterer Bogen. Draußen laufen Menschen, verschwommene Konturen auf dem Bildschirm, drinnen sitzt er, wie gefesselt, wie gefangen und starrt. Nichts geschieht. Normalität. So soll es sein.

Sein Atem geht schneller, flacher. Ohne Grund beginnt er zu hecheln, kann sich nicht mehr beruhigen, der Atem geht in ein Keuchen über, das Keuchen der Angst.

Dann schießt ein leichter Schmerz, die Andeutung eines Krampfes, in die rechte Wade. Plattform und Ufer sind weit weg, Madeleine schwimmt Meter vor ihm. Sie liebt das Wasser, das Wasser trägt sie. Er kämpft gegen die Wellen, gegen das Untergehen. Die Wade zuckt, der Schmerz ist ein scharfes Messer. Die Farben verschwimmen. Das Wasser ist schwarz.

Er schämt sich und ruft ihren Namen. Warte Madeleine, ruft er leise. Zuerst hört sie ihn nicht, dann dreht sie sich um. Ein Krampf, sagt er, kannst du mir bitte helfen.

Sie schwimmt an ihn heran. Ihre Augen sind sanft, ihre Mundwinkel freundlich. Am liebsten würde er sie küssen.

Sie schaut ihn ernst an, merkt, dass er sich schämt.

Hilf mir, bittet er. Sie reicht ihm eine Hand. Geht es so, fragt sie. Er nickt. Kehren wir besser um, schlägt sie vor, vielleicht geht es vorüber, sagt er.

Dann entgleitet ihm ihre Hand.

Er merkt, das Madeleine besorgt ist. Sie hat ihr Ziel aufgegeben. Entspann dich, sagt sie, ruhig bleiben, tief atmen, streck den Fuß.

Sie kehren um. Eine kleine Welle schwappt gegen seinen Mund, er schluckt, hustet, für einen Augenblick schlägt er unkontrolliert um sich. Er krampft, zieht sie an sich, sie entwindet sich ihm.

Hilf mir, schreit er, ein kleines Kind, kein Erwachsener mehr, ein dickes, ungelenkes Kind. Er schnappt nach ihr, bekommt sie an der Hand zu fassen. Sie stößt ihn von sich, umkreist ihn, er schwimmt nicht, paddelt nur mehr, um sich an der Wasseroberfläche zu halten. Keine Angst, sagt Madeleine.

Komm, sagt sie zärtlich, halt dich fest. Er fasst an ihre Schulter, lässt sich von ihr ziehen, so kehren sie zum Ufer zurück. Das Wasser gluckst, die Luft ist kühl, eine Wolke schiebt sich vor die Sonne, der Hund auf dem Grundstück ist verschwunden.

Er beruhigt sich. Er schwebt ihr nach, als folge ein Junges seiner Mutter. An ihrem Rücken verquirlt das Wasser zu seltsamen Strömungen. Sie hat kräftige Schultern, ihre Achselhöhle ist eine kleine, vom Sturm umtoste Bucht, der Träger ihres Bikinis, ein schmales Bändchen, eine rätselhafte Spur, die quer über ihren Rücken läuft.

Aus seinem Tagebuch: Auf meinem Konto liegt Geld. Abends gehe ich aus. Die Arkaden sind geheizt. Ich habe alles, was ich brauche. Ich weiß nicht, was mir fehlt.

Sie schleppt ihn wie einen lecken Kahn in den Hafen. Dann verspürt er wieder Boden unter den Füßen. Ein süßes Gefühl durchläuft ihn. Madeleine watet vor ihm ans Ufer. Sie fährt sich mit den Händen durchs Haar. Sie dreht sich um und lacht. Noch schämt er sich. Sie steckt ihn an. Er lacht mit.

Der Atem bläst die Angst weg.

Was war denn, fragt sie und prustet. Alles ist wieder gut. Sie steigen aus dem Wasser, auf ihrer Haut glitzern Tropfen.

Wir steigen hoch, auf der Badewiese am See stehen zwei Menschen, ein Mann eine Frau, und trocknen sich ab. Sie kleiden sich um, schlüpfen aus den nassen Trikots. Für einen Augenblick sind beide nackt. Sie vermeiden, einander anzusehen, sie drehen sich voneinander weg.

In einem schrägen Winkel fällt das Herbstlicht auf die Wiese: Satt treten die Farben hervor, das Grün des Grases, das Marineblau des Rockes der Frau, das Rostbraun seines Hemdes.

Wir wollen nicht mehr hören, was sie sprechen. Wir schweben über dem Gelände. Es ist später Nachmittag. Die Menschen fahren aus den Büros nach Hause. Autos hupen. Lautlos wechseln Ampeln ihre Phasen. In den Supermärkten piepsen die Scannerkassen. Mit einem metallischen Klacken rasten Einkaufswägelchen in die Parkposition ein. In den Kastanienbäumen hängen die Früchte, reif zum Zerplatzen. Die Schatten fallen lang. Auf der Promenade, neben dem Bach, zwei Radfahrer. Von oben zwei winzige bewegliche Punkte. Sie verschwinden unter Baumkronen, werden von Schatten verschluckt, tauchen wieder auf. Langsam gleiten sie in die Stadt zurück.

Es dämmert. Der Tag kühlt aus. Die Fenster sind geschlossen. Sie haben zu Abend gegessen, Brot, Tomaten, Käse. Sie sitzen in seinem Zimmer und hören Musik. Bach war auch ein Architekt, sagt er. Seine Musik ist gebaut, reine Form. Trotzdem gibt es da noch eine andere, tiefere Qualität, ein Geheimnis in den Kompositionen, die ihn anrührt.

Sie haben kein Licht gemacht. Bloß aus der Küche fällt ein schmaler Streifen auf den Boden. Auf einem Teller liegt Obst, Äpfel, Birnen, eine Banane. Die Gegenstände verlieren ihre Konturen, lösen sich in der Dunkelheit auf.

Madeleines Tasche steht offen, ein wenig vorlaut, auf dem Tisch, dort liegt auch ihr Schmuck, das Handy bleibt stumm, die Gläser sind leer. Madeleine hockt auf seinem Bett, die Beine an den Körper gezogen.

Im Bad hängen die feuchten Sachen auf dem Wäscheständer.

Komm, sagt sie. Sie lockt. Sie nimmt seine Hand und legt sie an ihren Hals. Ihre Geste ist so selbstverständlich, als würden sie einander lange kennen. Laut schlägt ihre Halsschlagader.

Seine Finger fühlen ihre Nackensehnen, erkunden die Rundung ihres Halses, ihrer Kehle bis hinauf zum Kinn, streichen den Kinnbogen entlang, die Wange hoch bis zum Ansatz des Ohrläppchens.

Nichts mehr jetzt ist zufällig.

Als falle sie in eine sanfte Ohnmacht, gleitet sie nach hinten aufs Bett, mit der rechten Hand fängt er ihren Kopf auf. Er hat die Brille abgelegt und beugt sich zu ihr, reibt seinen Mund an ihrer Wange. Er spürt die feinen Härchen, ihren harten Wangenknochen. Sie wendet ihm ihre Lippen zu. Sie sind rissig, aufgeraut von Wasser und Luft.

Sie öffnet den Mund, sie ist ein Fisch, der zuschnappt, der sich in ihn verbeißt. Ihre Zunge ist vorsichtig, ein schüchterner Gast, der verlegen um Einlass bittet. Vor den Portalen ihrer Münder treffen sich zwei feuchte Spitzen und grüßen sich. Die Wärme, die Nässe, das Wasser, der See.

Er drückt ihren Körper an sich, spürt, wie sich ihr Rücken strafft, ihr Wirbelbogen an ihn drängt.

Sie lösen sich, schlüpfen aus den Kleidern. Sie streift den Pullover über ihren Kopf, er knöpft ihre Bluse auf. Die Bluse fliegt in eine Ecke, verschwindet im dunklen Hintergrund.

Der Büstenhalter ist schwarz, Madeleine hat die Augen geschlossen, ihre Brüste senken sich, sie atmet für ihn. Einen Augenblick nur sitzt sie mit nacktem Oberkörper da, ungeschützt, dann stürzt sie in seine Umarmung, klammert, zieht ihn an sich.

Er ist an der Reihe. Er streift das Hemd ab, schält es wie eine weiße, fluoreszierende Haut vom Leib, sie ist ihm behilflich.

Sie schweigen. Kleidung raschelt.

Sie öffnet den Reißverschluss, richtet sich auf, um den Rock ganz abzustreifen. Aufrecht steht sie im Bett, in Strümpfen, sie trägt einen schwarzen Slip. Sie nimmt seinen Kopf in ihre Hände und drückt ihn gegen ihren Schoß.

Alles ist entschieden.

Er nimmt sie um die Mitte, als umarme er den jungen, saftigen Trieb eines Baums. Er fällt sie mit sanfter Gewalt. Er packt ihren Haarschopf und zieht ihn nach unten. Das Gewicht ihres Kopfes liegt in seiner Hand, ihr Gesicht ist eine duftende, exotische Frucht. Er streichelt ihre Brüste. Die Warzen sind hart, Vulkankegel, die ins Innere der Erde führen. Die Achselhöhlen sind stachelig, die Unterseite ihrer Brüste kühl. Vorsichtig kreist er mit dem Zeigefinger um ihren Nabel. Noch gibt sie sich nicht geschlagen, sie zerrt an seiner Hose, umklammert seine Hinterbacken, fühlt seine Muskeln. Seine Nase, seine Zunge erkunden die Landschaft ihrer Haut, die Stelen am Halsansatz, die Erhebungen des Schlüsselbeins, die Hügel der Brüste, das Tal dazwischen, die stoppeligen Einkerbungen in der Achselhöhle, die sanfte Ebene des Bauches, die Grübchen und Höhlen am Zusammenlauf von Becken und Schenkel. Die Innenseite ihrer Schenkel ist kühl, ihre Scham erinnert sich noch an alles, birgt das Geheimnis des Sees, die Feuchte, die Kühle, die Frische, die Wellen.

Du bist schön, murmelt er, sein Mund liegt an ihrem Ohr, du bist schön, flüstert er, die Zunge haucht ein Geschenk vor den Eingang in ihren Bassschlüsselbogen, sie verbittet sich das Kompliment und legt einen Finger auf seine Lippen.

Sie ist ihm ganz nahe. Er fühlt ihren warmen Atem aus der Nase strömen, er schnuppert einen Hauch des Shampoos, das sich mit dem Geruch ihrer Haut vermischt. Sie richtet sich auf, mit angewinkelten Beinen, mit offenem Schoß sitzt sie vor ihm, eine leere Schale, ein glänzendes Gefäß.

Seine Finger suchen Halt in Falten und Nischen, sie tasten sie ab, auf der Suche nach einem Versteck, als berge sie einen Schatz, als hätten seine Finger Augen, als wäre er blind.

Da ist seine raue Zunge. Ihr Geschlecht schmeckt nach Salz und nach Meer.

Sie drängt ihm ihre Mitte entgegen, sie schlingt die Beine um ihn, er ist aus Fleisch. Sie ist ein Krake, ein Kahn, sie ist ein Boot. Komm, sagt sie, ich vertäue dich. Vorsichtig fädelt er sich ein. Er schaukelt auf ihr, er wiegt sich in ihr, die Reise beginnt.

Sie hat die Augen geschlossen. Sie ist ganz nah, sie ist weit weg. Vielleicht träumt sie, vielleicht schläft sie, sie atmet heftig im Traum, sie hat sich so weit entfernt, dass sie nichts hörte, wenn man sie riefe, sie tanzt hinter einem seidenen Vorhang, nur manchmal kann er ihren Umriss erkennen.

Sie schaukeln auf dem See, es ist Nacht, die Wellen klatschen ans Boot.

Sie hat die Augen geschlossen. Nichts verrät, ob sie traurig ist oder froh, sie keucht und stöhnt, rhythmisch presst sie Vokale hervor, sie singt ein uraltes, kehliges Lied, sie ist das kleine Mädchen, das um ein Feuer tanzt, sie hat den Kopf nach hinten geworfen, zur Seite geneigt wie eine Sterbende, sie bietet ihm ihren Hals, sie unterwirft sich ihm, als wäre sie sein Opfer, er ihr Feind, ein Raubtier, ein Wolf, seine Zunge leckt über ihren Bauch, ihre Brüste, ihren Hals, ihr Gesicht, als wäre er eine Mutter, die ihr Kleines beschützt.

Sie ist eine Nixe, sie ist aus klarem Wasser, aus silberner Flüssigkeit, eine Furie, die sich aufbäumt, er packt sie am Handgelenk und hält sie nieder, sie will sich nicht geschlagen geben. Dann wird er wütend. Mit heiserer Stimme bellt er ihr Bassschlüsselworte ins Gesicht. Du Feige, du Frucht, du Fleisch. Worte, die sie lächelnd quittiert. Er ist bei sich und ist bei ihr, Gast in ihrer Höhle, spornt ihren Furor an, hält sie zurück, zähmt ihre Lust, um dann erneut die Zügel zu lockern.

Er gibt sie frei. Sie ist allein, sie hat ihn schon verlassen, sie haucht ihr Leben, ihre Gegenwart, ihre Leidenschaft aus. Er gibt sich frei. Der See, das Wasser, der Sturm, der Wind.

Er hüllt sie ein mit seinem massigen Körper, eine Decke aus schweißnasser Haut, ein Mantel aus dampfendem Atem.

Er schmiegt sich an ihren Bauch, die Hände um ihre Hüften geklammert, sein Mund an ihren Brüsten, ein kleines, dickes Kind.

Dann liegen sie wie tot, zugedeckt, sie wiegt sich in seiner

Armbeuge, die Augen geschlossen. Er spürt ihren Atem auf seiner Brust, ganz leicht kitzeln ihre Haare sein Kinn. Ihr Haar duftet, ihr Körper liegt wie ein Fragezeichen geformt, ihr rätselhafter Hüftschwung, sie ist schön.

Aus seinem Tagebuch: Ich weiß nicht, wer du bist, wann du kommst. Einmal möchte ich dich sehen, von Angesicht zu Angesicht. Ich erwarte den Augenblick der Wahrheit.

Er sitzt vor den Monitoren, die Zeit vergeht. Er kennt nichts anderes. So ist es gut. Es ist erwünscht, dass er dasitzt und starrt. Wartet. Und dass nichts sonst geschieht. Es hat alles seine Ordnung. Es gibt Arbeitspläne abzuarbeiten, Tabellen zu füllen, Listen abzuhaken. Da draußen ist Leben, vielleicht, dazwischen ist Glas, vor seinen Augen flimmern Monitore.

Sie liegt neben ihm. Ihre Haut ist warm und feucht, ihr Atem ein warmer Wind.

Sie liegen da, als wären sie miteinander verwachsen. Als wären sie eins.

Später, draußen ist es dunkel, wacht sie auf.

Sie weint. Sie schämt sich. Sie zieht die Nase hoch.

Du weißt nicht, was das bedeutet, sagt sie. Ich bin Witwe, sagt Madeleine. Es ist erst drei Monate her. Meine Tochter ist acht.

Sie senkt den Kopf, sie verkriecht sich in ihren Haaren. Er legt seinen Arm um sie, versucht sie zu trösten.

Sie hat ihn schon verlassen, sie ist weit weg.

Er ist dick. Sie ist traurig. Wir können sagen, das Leben sei ungerecht. Wir können sagen, es sei gerecht. Wir wissen es nicht.

Sie bestellt ein Taxi und geht.

Es ist Nacht. Draußen auf der Straße wartet ein Fahrzeug. Das grüne Lämpchen blinkt. Im Haus geht Licht an. Zwei Menschen gehen die Treppe hinunter zum Eingang.

Wir hören nicht, was sie sprechen.

Das ist eine Geschichte vom Spätsommer, vom See, vom schräg einfallenden Licht.

Wir erinnern uns erst an sie, als der Herbst zu Ende geht.

Die Bäume sind kahl. In den Bergen lauert der Schnee. Die Nächte sind kühl, der Wind fegt Blätter in den Rinnstein.

Die Straßen sind feucht und glänzen. Igel laufen über die Fahrbahn.

Ein Frosch wird zerquetscht. Am nächsten Tag finden ihn Kinder auf dem Weg zur Schule.

Alles wird gut

Sitz, sagt das Mädchen und zieht an der Leine. Kurz bellt der Hund auf, schmiegt sich an Ingas Knie, schaut sie an aus klaren Augen, kauert sich auf die Hinterpfoten. Sein Körper bewegt sich im schnellen Rhythmus seiner Atemzüge.

Das Mädchen geht in die Hocke und streicht dem Collie über den Kopf. Sein Fell verströmt einen mollig-süßen Geruch.

Inga trägt einen hellblauen Jogginganzug und eine schwarze Pudelhaube mit der Aufschrift TOP SECRET. Die Turnschuhe kerben kleine geschwungene Muster in den weichen Boden. Die Atemluft tänzelt weiß vor dem Mund.

Braune, gelbe, dunkelrote Blätter von Kastanie und Ahorn liegen auf dem Spazierweg. Wo viele hingetreten sind, ist das Laub zerfasert, zerbröselt zu Staub.

Ruckartig hebt der Hund den Kopf und spitzt die Ohren. Der Wind trägt das Geschrei aufgeregter Väter vom nahen Sportplatz flussaufwärts.

Der Collie schnuppert an ihrem Arm, reibt seine Nase am Freundschaftsband an ihrem Knöchel. Hält hechelnd still, aufmerksam betrachtet er ihre Hände, sein Fell ist sauber, die Zunge hängt rosa und feucht aus seinem Maul. Inga löst das Halsband und lässt ihn los.

Lauf jetzt, lauf.

Fast ohne Geräusch prescht er davon, vor ihr den Weg den Fluss entlang in den Auwald hinein.

Ein Samstagnachmittag im November. Es ist kalt, die Sonne steht milchig gelb über einem Dunstschleier am Horizont, die Luft ist klar und streicht in einer scharfen Böe über die Haut.

Zwei Jets ziehen in entgegengesetzten Richtungen weiße Schlieren über den Himmel. Wie abgedämpfte Instrumente tönen die Stimmen vom Sportplatz her, das Abklatschen des Balles klingt wie ein fernes, unrhythmisches Trommeln.

Die ersten Herbststürme haben die Blätter von Büschen und Bäumen gefressen, die Uferböschung ist mit Laub bestreut, rostfarben garniert.

Kein Schiff auf dem Fluss, der geräuschlos fast stillsteht. Blasen auf dem Wasser zeigen die Fließgeschwindigkeit an, treiben zäh abwärts. An der Holzbrücke, wo ein Rinnsal in den Fluss mündet, hat sich ein Tümpel aus Abfall, aus Zweigen, aus Schwemmgut gebildet, eine kleine Mulde in der Strömung.

Die Trittbretter an der Brücke sind glitschig und feucht, im tief stehenden Licht schimmert das Geländer mattgrün.

Weit voraus läuft der Hund, bleibt stehen, wendet den Kopf, schaut, spitzt die Ohren, wedelt mit dem Schwanz, setzt seinen Weg fort, die Nase immer knapp am Boden.

Jeden zweiten Samstag fährt Inga nach der Schule quer durch die Stadt zu Vatis Praxis, die in einer belebten Einkaufsstraße liegt. Der Flur neben der Bäckerfiliale ist erfüllt vom Geruch nach Brot und frisch gemahlenem Kaffee. Ein Duft, der das Stiegenhaus bis zur ersten Etage hochkriecht. Dort befindet sich die Ordination.

Nach Dienstschluss fahren Vater und Tochter in den Vorort hinaus, hügelaufwärts in das Haus am Hang mit Blick über den Fluss. Hier ist Inga aufgewachsen. Sie ist dreizehn Jahre alt.

Wozu hast du eigentlich Lust, murrt Vati. Dir kann man nichts recht machen.

Er möchte mit Vera zum Einkauf in die Stadt zurückfahren, Inga lieber mit dem Hund spazieren gehen.

Vera hantiert in Kochschürze, die Haare wirr, mit hochrotem Kopf am Herd: Die Mühe ist ihr anzusehen. Sie will dem Mädchen eine Freude machen. Sie wird sich die Hände aufrauen beim Spülen, den Nagellack abschlagen, fürs Kochen ist sie nicht gebaut. Während der Woche arbeitet sie am Schalter in einer Bank, am Samstag ist Inga ihre schwierige, bockige Kundin.

Vera wirbt um sie, legt ihr Angebote, lockt, versucht nett zu sein, zuvorkommend. Inga durchschaut jeden Versuch, für sie ist Vera wie aus Glas, zerbrechliches Bemühen.

Inga macht sich nichts aus Fleisch, nimmt nur Sauce und Kartoffeln. Dazu gibt es grünen Salat, leicht gezuckert und mit Zwiebelringen. Sie schiebt den Teller von sich, ohne die Hälfte gegessen zu haben. Vera reagiert darauf nicht mehr. Manchmal nur rollt sie zornig ihre Augen, die hat sie noch nicht völlig unter Kontrolle. Zwischen den beiden herrscht Ruhe, ein Abgrund, der Graben, der Generationen trennt, da ist nichts Gemeinsames.

Zum Nachtisch gibt es Joghurt mit Früchten.

Vati beherrscht die Kunst, so zu tun, als bemerke er nichts.

Das Haus hat sich verändert, seit Inga und Mutti ausgezogen sind. Vati hat das Bad neu fliesen, die Terrasse begradigen, Buschwerk und Sträucher ausreißen, die Birke, die zu hoch gewachsen war, fällen lassen. Im Garten steht jetzt ein Swimmingpool.

Mein Zimmer bleibt, wie es ist. Inga hat sich festgelegt. Sie sperrt sich ein, wann immer sie mag. In der Zeit, in der sie bei Mutti wohnt, bleibt das Zimmer verschlossen. Zur Sicherheit hat sie kleine Fallen gestellt, Fäden gespannt, Ansichtskarten nach einem ausgeklügelten System im Schreibtisch quer gelegt. Wühlte jemand darin, würde sie es sofort bemerken.

Vera bekommt den Swimmingpool, Inga wünscht sich einen Hund. Mutti hätte das nie geduldet. Der Hund wird angeschafft, ein Rauhaarmischling, anhänglich, mit treuen Augen, der gern Männchen macht.

Während Vera und Vati zur Arbeit gehen, kümmert sich eine Nachbarin um das Tier. Abends dreht Vati dann eine Runde durch die Siedlung, bei jedem Wetter. Mir tut Bewegung gut, meint er. Er hat sich schnell an das Haustier gewöhnt. Vera duldet es bloß, sie sagt nichts, solange der Hund nicht ins Wohnzimmer kommt.

Inga sperrt sich ein. Wenn Vati mit ihr sprechen will, hat er anzuklopfen. Hat zu warten, bis sie ihn einlässt. Er hat sich längst aufs Verhandeln eingestellt. Ein Vater mit schlechtem Gewissen. Setzt sich zu ihr ans Bett und beginnt zu sprechen, mit ruhiger, freundlicher Stimme, die sie früher so gemocht hat. Jetzt geht es ans Feilschen, ich möchte, wir möchten, könntest du nicht auch, würdest du bitte.

Geld spielt keine Rolle, Geld liegt auf der Bank. Knistert zwischen den Fingern, steckt lose in der Hosentasche, Vati greift in seinen Sack und fasst, was er zu fassen bekommt, schaut mit gespieltem Quälblick und reicht die Kohle über einen unsichtbaren Tresen, als wäre er ein Bankangestellter, der Raubgeld herausrücken muss.

Geld ist Papier, Geld sind Scheine. Man kann sie an die Wand pinnen. Dort hängen: ein Freischwimmerausweis, eine Eintrittskarte von der letzten Schülerparty, eine Zeichnung ihrer Freundin Julia, ein Sticker mit der Aufschrift *Stop Temelin*, eine Bastelarbeit aus Bast und Holz, einen Turner darstellend, ein Foto mit dem Rauhaarmischling, den es nicht mehr gibt.

Ein heißer Tag in den Ferien, gemacht aus knallweißer Sonne. Sie fahren einkaufen. Der Parkplatz vor dem Shoppingcenter ist eine Fläche aus flimmernder Luft. Kein Windhauch, keine Kühlung. Schwitzende Männer in kurzen Hosen und T-Shirts schieben Buggys mit Kleinkindern übers Gelände. Jedes Kind schleckt Eis am Stiel.

Das Innere der Einkaufshallen ist klimatisiert, Ventilatoren surren. Vati ist auf der Suche nach einem preisgünstigen DVD-Recorder, hat eine genaue Vorstellung davon, was das Gerät leisten soll. Da erwacht der Händlerehrgeiz in ihm. Die Verkäufer sind schlecht ausgebildet, mangelhaft informiert. Verärgert macht sich Vati selbst ans Herausfinden der Einzelheiten, das dauert.

In der Zwischenzeit kramt Inga in CD-Regalen, Vera hat einen Termin beim Friseur. Mittags trifft man sich zum Essen mit Menü und Bananensplit, so vergeht ein Tag im Einkaufsland. Erst nach Stunden verlassen sie voll bepackt das Center, Vera mit aufgehellter Kurzhaarfrisur, Inga mit drei CDs, zwei hat sie bezahlt, eine hat sich von selbst in die Umhängetasche gespielt, Vati mit einem Karton unterm Arm, ein Schnäppchen, meint er und lacht. Er hat noch ein paar Prozent Nachlass herausgeschlagen. Draußen überfällt sie die Heißluft, nimmt ihnen den Atem, Inga fühlt sich augenblicklich matt und kraftlos.

Sie haben nicht Acht gegeben, wo Vati geparkt hat. Gemeinsam suchen sie nach dem Wagen. Vati wird schnell ungeduldig. Inga spürt, wie ihr der Schweiß ausbricht. Endlich findet sich das Auto, gleich neben der Einfahrt. Ein Lieferwagen hat die Sicht verstellt. Vati sperrt die Türen auf, die Armaturen glühen vor Hitze. Vati öffnet den Kofferraum: Da liegt ein Häufchen struppiges Fell im Wagen, Ingas Hund, zusammengerollt, als schliefe er. Vati übergibt Vera den Karton, um freie Hand zu haben, und hebt das Tier aus dem Wagen. Schlaff hängt es ihm über den Arm, wie ein Stoffhund ohne Rückgrat. Vati greift ihm ins Maul, betastet die Schnauze, öffnet eines seiner Lider, begreift, sagt: Er atmet nicht mehr.

Sie sehen sich an. Vati stellt stumme Fragen. Wer hat den Hund in den Wagen gelassen? Vera schüttelt den Kopf, Inga beginnt augenblicklich zu weinen.

Ab jetzt geschieht alles hastig, eilig packen sie Taschen und Päckchen ins Auto, hastig kurbelt Vati am Steuer, nervös dreht er am Radio, er flucht. Vera schaut mit verbissenem Blick nach vorn, hinten sitzt Inga, den Hund, ein totes Bündel Rauhaarmischling, im Schoß. Sie fahren durch den Abendverkehr zum Tierarzt, geraten in einen Stau, kann man denn nichts mehr machen, wir müssen ihm doch helfen, heult Inga, kein Wort mehr von vorn. Sie öffnet die Wasserflasche und träufelt dem Hund ein paar Tropfen ins Maul. Die Flüssigkeit läuft auf beiden Seiten der Schnauze aus, läuft über ihre Jeans und versickert in der Polsterung. Als schliefe der Hund, so liegt er da, die Augen geschlossen, als träume er. Inga hat sich schnell gefasst, weint lautlos, sie nimmt sich zusammen, sie kann das, still zeichnen die Tränen eine nasse Spur die Wangen hinab. Der Tierarzt schüttelt ungläubig den Kopf, klopft ab, verpasst dem Bündel eine Injektion in den leblosen Körper, setzt noch eine Infusion, umsonst. Herzstillstand, Hitzschlag, sagt er, wie konnte das denn passieren, kommt leider immer wieder vor, sollte nicht vorkommen, genau genommen handle es sich um Fahrlässigkeit, die angezeigt gehörte. Vati beteuert seine Unschuld, Vera ist gar nicht mit in die Ordination gegangen, Inga hat vom Weinen rote Augen, Vati ist ein Kollege, der Tierarzt belässt es dabei, ihm mangelnde Sorgfalt vorzuwerfen. Muss ins Auto gesprungen sein, ohne dass es jemand bemerkt hat, murmelt Vati betreten. Zuletzt nimmt der Arzt dem Tier das Halsband ab und drückt es Inga in die Hand. Der Kadaver bleibt zur Entsorgung gleich bei ihm.

Vati hat Mitleid mit Inga. Er legt seine Hand auf ihre Schulter.

Die Heimfahrt verläuft schweigend. Der Vorfall klärt sich nie auf. Zu ihrem Geburtstag im Spätsommer wünscht sich Inga erneut einen Hund.

Sie hat Vati in der Hand, beherrscht ihn. Sie kann von ihm verlangen, was sie will, und es geschieht. Sie kann sich ihre Macht selbst nicht erklären. Ein Mechanismus, der nach einem geheimen und unerklärlichen Plan funktioniert. Alle zwei Wochen drückt Inga einen Knopf, und die Vatimaschine springt an.

Nur selten verliert er die Geduld. Dann beginnt er zu schreien, läuft rot an, fuchtelt mit den Armen und läuft in der Küche auf und ab.

Wenn du glaubst, du kannst uns auf der Nase herumtanzen, hast du dich getäuscht, sagt er, das kann man sich nicht bieten lassen. So kann es nicht weitergehen, schnieft Vera und beginnt zu heulen. Inga trabt in ihr Zimmer, verschließt die Tür hinter sich, legt eine CD in den Discman und genießt den Sieg.

Vierzehn Tage Abstand beruhigen die Lage. Dann ist wieder Frieden zwischen ihnen, eine satte, träge Ruhe, wie an einem warmen Tag, bevor der Föhn zusammenbricht.

Inga ist freundlich, Vera ist freundlich, gemeinsam sitzen sie am Tisch, als wäre nie etwas vorgefallen, bellend wartet Hund Nummer zwei, ein Retriever, draußen im Flur, im Herbst geht Vati mit Inga auf die abschüssige Wiese und läuft mit ihr und dem Drachen um die Wette. Wenn es ihm gelingt, den Drachen hochzuziehen, strahlt er wie die seriösen, braun gebrannten Männer, die Inga aus den Versandkatalogen ausgeschnitten und ins Tagebuch eingeklebt hat, trotz Brille: Brillen machen Männer alt und unattraktiv, glaubt Inga, Vera hat sich den Brillenvater geangelt, obwohl dessen Schläfen bereits grau geworden sind.

Wie im Film, denkt Inga und schaut dem Drachen nach, der ruckend in der Luft hängt, Vati gerät völlig außer Atem und bekommt einen Hustenanfall, nachher gibt es Tee und Waffelschnitten, der Hund schlabbert Futter aus der Dose, eine Masse aus Fleisch und Gallert.

Bis vor die Tür im ersten Stock zieht sich der Geruch von Kaffee und Brot aus dem Bäckerladen, hinter der Eingangstür in die Ordination riecht es bloß nach Desinfektionsmittel und Arznei, wenn es hochkommt nach Minze.

In der Bäckerei ist alles in ein einladendes Gelb getaucht, gelb sind die Stellagen, warm das Licht, goldgelb wie Weizen, gelb und braun das Gebäck und die Brotsorten, gelb die Mehlspeisen in der Vitrine, ein Schimmer Rot versteckt sich bei der Kaffeemaschine, das alles nimmt Inga im Vorbeigehen wahr, im Flur lehnt ein Damenfahrrad ohne Absperrkette an der Wand, das ließe sich ohne Aufhebens klauen. Durch ein Fenster im Stiegenhaus sieht sie in den Hinterhof, die hohe Mauer mit Weinlaub bewachsen, in einer Ecke stapeln sich Gartenmöbel aus Hartplastik, übereinander geschichtet zum Überwintern.

Die Tür zum Wartezimmer ist offen, leere Stühle stehen in stummer Konferenz um das Tischchen, auf dem die Zeitschriften liegen. Eine ist auf den Fußboden gestürzt und türmt sich zu einem schiefen Zelt. Fahl wirkt der Raum, mit einem Stich ins Pastellene, Sandkrümel knirschen unter den Schuhen. Inga öffnet die Tür mit der Aufschrift PRIVAT, kein Patient würde das je wagen, lautlos kann sie das, sie macht es nicht zum ersten Mal. Sie betritt den engen, fensterlosen Pausenraum mit Wandgarderobe, auf dem Vatis Trenchcoat und die Jacke der Sprechstundenhilfe hängen. Die Tür zur Praxis ist angelehnt, ein Streifen Licht fällt quer über den Boden. Auf der Kommode stehen eine Kaffeemaschine, schmutziges Geschirr, eine angebrochene Zuckertüte, an der Wand hängt der Kalender vom Vorjahr, ein Kühlschrank surrt.

Regungslos steht Inga im Raum und hält den Atem an, niemand hat die lautlose Tochter kommen hören, im Sprechzimmer nebenan die Stimme ihres Vaters: Wenn ich nach Augsburg zum Kongress fahre, sagt er, könnten wir uns zwischendurch irgendwo treffen, du nimmst den Morgenzug, ich hole dich ab, du nimmst dir ein Zimmer in einem bayerischen Nest, wir machen uns einen schönen Tag, sagt Vati.

Die Frau lacht leise auf, Inga weiß nicht einmal ihren Namen, sie hat ihn wieder vergessen, hat ihn sich nicht gemerkt.

Sie mag diese Frau nicht. Wenn sie Vati anruft, beschleicht sie jedes Mal das Gefühl, zu stören. Der Herr Doktor ist im Augenblick nicht zu sprechen, sagt die Sprechstundenhilfe häufig und lügt.

Die Frau lacht, ein leichtes Lachen, eines, das immer schon dem anderen gehört. So hat Inga früher gelacht, wenn Papi sie auf seine Schultern hob, wenn es ihr gelang, ihn beim Mensch ärgere dich nicht auszutricksen.

Vati steht mit der Sprechstundenhilfe am geöffneten Fenster, die Frau lässt den Vorhang durch die Finger laufen, Vati steht rechts neben ihr, er hat seinen Arbeitsmantel abgelegt und raucht, bläst die Schwaden gegen den Vorhang, draußen im Wartezimmer prangt eine Tafel: Rauchen verboten.

Beide schauen nach draußen, Vati hat den rechten Arm um die Frau gelegt, fährt mit der Hand ihre Hüfte auf und ab, als wolle er sie wärmen, es ist eine vertraute, gewohnte Geste, die Frau neigt den Kopf und lehnt sich an Vatis Schulter, Inga hört sie seufzen, ein Laut zwischen Geborgenheit und Niederlage.

Die Tochter kommt zum vereinbarten Zeitpunkt in die Ordination, Vati hat auf sie vergessen oder er verhält sich einfach unvorsichtig. Da tritt Inga den Rückzug an, schleicht wieder nach draußen, drückt leise die Klinke, Fußgetrappel und Wortfetzen aus der Bäckerei dringen herauf, jetzt steht Inga am Gang und knallt die Tür mit Wucht zu, jetzt muss Vati sie hören, und Inga stiefelt auf Plateauschuhen ins Wartezimmer, cool und laut wie eine Bravo-Göre ins Fernsehstudio, wirft die Schultasche gegen einen Sessel, dass es rummst, gleich darauf steht Vati in der Tür. Unaufgeregt, kein gerötetes Gesicht, keine Zigarette.

Na, bist du schon da. Dann können wir ja gleich fahren. Bist du schlecht aufgelegt, wie war's in der Schule. Vielleicht redet er eine Spur zu viel, fragt zu schnell, das wäre der einzige Hinweis, der ihn verriete.

Der Kuss fällt aus, Inga weist ihn jetzt immer öfter zurück, früher hat er sie stets in den Arm genommen und auf die Wange geküsst, jetzt lässt er die körperliche Zuwendung von sich aus bleiben. Inga betrachtet ihn genau: wie er Abstand hält. Vielleicht möchte er nicht, dass sie Zigarettenrauch wahr nimmt, vielleicht, dass sie ein fremdes Parfüm riecht, sie weiß es nicht.

Vati geht zurück in das Sprechzimmer, schließt die Tür bis auf einen kleinen Spalt, Inga kann nichts sehen.

Also, dann ein schönes Wochenende, sagt Vati. Er ist in den Trenchcoat geschlüpft, die Aktentasche klemmt unter seinem Arm, von seiner Hand baumelt der Autoschlüssel. Gehen wir, sagt er. Er sieht sie nicht an.

Das ist der Moment. Manchmal entscheidet Inga spontan. Sie wird heute mit dem Hund spazieren gehen. Sie wird einen Plan ausführen. Ein kalter Novembertag, die Sonne scheint, die Luft ist klar, hinter der Windschutzscheibe an Vatis Wagen klemmt das Sonderangebot einer Supermarktkette. Vati knüllt das Blatt zusammen und steckt es in die Manteltasche.

Der Retriever stammte aus dem Tierheim. Inga selbst hatte den Hund ausgesucht, war mit Vati die Gehege entlanggegangen, an denen sich Tiere verschiedener Rassen die Schnauzen rieben, die Besucher ankläfften und die Eisenstäbe hochsprangen. Ein kohlschwarzes Tier mit dunkelbraunen Augen, dichtem, glänzendem Fell, kräftiger Statur und einem weißen Fleck auf der Brust hatte ihr gefallen, Vati war mit dem Besitzer schnell einig geworden, sie hatten den Hund auf der Stelle mit nach Hause nehmen können.

Er starb zwei Wochen vor den großen Ferien, am ersten heißen Badewochenende im Jahr. Vati war zu einem Kongress ins Ausland gereist, seine Rückkehr war für den späten Sonntagnachmittag angekündigt, Vera hatte eine Freundin und deren unmögliche Tochter, zu jung, um interessant für Inga zu sein, eingeladen, und sonnte sich mit den beiden oben ohne am Swimmingpool.

Inga streunte mit dem Hund durch den angrenzenden Wald, ehe sie hügelaufwärts zu einem der Bauernhäuser lief, von wo man das ganze Flusstal überblicken konnte, die Stadt mit dem spitzen Kirchturm, den Schlot der Ziegelfabrik, die Klosterkirche auf der gegenüberliegenden Seite des Flusses, den weiß schimmernden Betonkubus des Kraftwerks, im Hintergrund die Gebirgskette, die sich über den Horizont zog. Sie suchte nach Sauerampfer, zerbiss die Blätter, bis sie die Bitterkeit auf der Zunge spürte, pflückte blühenden Löwenzahn und ließ die kleinen, weißen Fallschirme durch die Luft segeln. An einem Forstweg, der hinunter in die Ebene führte, löste sie die Leine und ließ den Hund tollen.

Das Unglück geschah unten im Tal an der Bezirksstraße. Es war ein Unfall. Inga war den schmalen Radweg zwischen Straße und Bahngleis entlanggeschlendert und hatte dem Retriever, den sie Tim nannte, einen Tennisball, den sie in einem alten Socken eingepackt hatte, zum Apportieren geworfen. Gehorsam und aufgeregt hatte der Rüde den Ball stets zu ihr zurückgebracht. Inga achtete darauf, den Ball in verschiedene Richtungen zu werfen und versuchte, mit jedem Wurf die Entfernung zu vergrößern. Ein Wurf landete auf der gegenüberliegenden Straßenseite. Tim rannte direkt in einen Tankwagen. Der unternahm eine Vollbremsung, die Reifen rieben breite, schwarze Streifen auf den Asphalt, aber es war zu spät.

Vielleicht war der Fahrer, ein dicklicher Mann mit Hornbrille in einem ölverschmierten Overall, mit erhöhter Geschwindigkeit unterwegs gewesen. Er wirkte abwesend, wie jemand, der sich längst wünschte, woanders zu sein, zu Hause, auf dem Sportplatz, vor dem Fernseher, unter der Dusche, woanders.

Ein dunkles Knäuel war durch die Luft geflogen, Tim war von den Zwillingsreifen erfasst und auf der Stelle getötet worden. Sein Körper hing als blutiges Bündel zwischen den Reifen. Fluchend war der Fahrer aus dem Führerhaus gesprungen und hatte, wütend über die Zeitverschwendung, Besen und Schaufel aus dem Inneren des Wagens hervorgekramt und den Hund, oder was von ihm übrig geblieben war, von den Pneus gekratzt und über die Böschung gekippt.

Inga war wie erstarrt auf der anderen Straßenseite stehen geblieben, den Pferdeschwanz, den ihr Mutti noch am Morgen gebunden hatte, aufgelöst in Strähnen, die Hände erschrocken vors Gesicht geschlagen, einem spitzen Schrei folgte Stille und ein langes Atemanhalten.

Es war schwül, hinter dem Schleier aus heißer Luft flimmerten Wiesenblumen auf der anderen Seite der Straße, Inga schien, als wäre alles ein Film, der vor ihren Augen ablief. Der Fahrer trug die Kappe mit dem Aufdruck der Ölfirma, einer gelbroten Muschel, schief auf dem Kopf, und redete das Kauderwelsch der Mundart aus dem Hinterland, Inga verstand wegen seiner undeutlichen Aussprache kaum ein Wort. Er wirkte wie eine bizarre Figur aus einem Roadmovie, vor der Windschutzscheibe steckte ein Schild mit seinem Namen, hieß er Robert?, seine groben Schuhe waren vom Säubern der Reifen mit Blut verschmiert, er streifte sie im dürren Gras neben der Straße ab, sagte, na gut, dass nicht noch mehr passiert ist, der Nachmittagsausflugsverkehr suchte sich vorsichtig einen Weg auf der Überholspur, hinter dem Tankwagen hatte sich sofort ein Stau gebildet, Kombiwagen, Luftmatratzen, Gummipalmen und Badeutensilien eingepackt, auf dem Weg zum nahe liegenden Badesee, glotzende Kinder an den Scheiben, am Boden ein verschmierter, roter Fleck, neugierige Fragen aus heruntergelassenen Seitenfenstern, hat es da Verletzte gegeben, am anderen Straßenrand die paralysierte Inga, wie angeschraubt, wie festgewurzelt.

Geh nach Hause, hau ab, hatte ihr der Fahrer noch zugerufen, ehe er eingestiegen war, sich eine Zigarette angezündet hatte und wieder losgefahren war. Hau ab, klang Inga noch in den Ohren, als sie, wie sinnlos die Leine hinter sich nachziehend, benommen vom Schock und durstig vor Hitze den kurvigen Weg zur Siedlung bergauf ging. Von weitem hörte sie Veras zickiges Gelächter und das ihrer Freundin, das Plantschen der kleinen Görentochter, leise knarrte das Gartentor, das verwunderte Aufschauen der Frauen, Inga, verschwitzt, müde und nicht bereit, Auskunft zu geben.

Was ist passiert? Es war die Freundin, die als Erste fragte.

Der Hund. Der Hund ist tot.

Gleich begann sie zu heulen, Bilder schossen ihr in den Kopf, ein Häufchen schwarzer, blutgetränkter Filz im Straßengraben, auf der Straße eine Lache Blut. Sie lief ins Haus und sperrte sich ein.

Als Vati anderntags heimkam, fuhren sie zur Unglücksstelle an der Bundesstraße, jemand hatte den Kadaver entsorgt, keine Spuren mehr außer den Bremsstreifen, ein paar rote Flecken an einem Grasbüschel, immer habe ich Schuld, schrie Inga, ohne dass Vati ihr einen Vorwurf gemacht hätte. Sie fuhren zum Eisstand, Inga wählte Schoko-Vanille in der Tüte und schleckte das Eis auf der Heimfahrt, es schmolz schneller, als sie zu essen imstande war, tropfte auf den Rücksitz des Mercedes, zeichnete dort einen dunklen, kreisrunden Fleck, zu Hause warf sie das Halsband in die Mülltonne, riss Tims Foto von der Pinnwand, verkroch sich ins Bett, ehe sie Vati am Abend in die Stadt zurückbrachte.

Was ist geschehen, fragte Mutti erstaunt, Inga fasste sie um die Mitte, wie sie es früher immer getan hatte, krallte sich fest und ließ sich fallen. Kein Wort musste zu viel gesprochen werden. Der Hund ist tot, der Hund ist tot. Später immer wieder ein Traum: Sie steht mit Tim an einer Straßenkreuzung, er reißt sich los, ein Tankwagen bremst sich mit quietschenden Reifen ein, immer wieder derselbe Traum, da schreckte sie hoch, immer knapp vor dem Zusammenprall.

Ein anderer Traum: Sie steht auf einer Brücke. Die Brücke schwankt. Sie ist die Brücke. Unter ihr ein Abgrund. Mutti wohnt am anderen Ufer.

Später Abend, von draußen trommelt der Regen gegen das gekippte Mansardenfenster, unter dem Mücken Unterschlupf suchen, im Flur döst der Hund, im Wohnzimmer flimmert der Fernseher, die Stehlampe in der Ecke ist abgedunkelt, Vati lümmelt im Fauteuil, die Füße auf dem Couchtisch hochgelagert, starrt auf den Bildschirm, Vera sitzt neben ihm, gestikuliert mit verhaltener Stimme. Sie sprechen über Inga, Inga schläft. Sie soll nicht geweckt werden. Inga steht barfuß hinter der angelehnten Wohnzimmertür und lauscht.

Ich kann machen, was ich will, sie akzeptiert mich nicht, klagt Vera, eine unterdrückte Bitterkeit in der Stimme.

Sie trampelt mit schmutzigen Stiefeln ins Bad, ich sage ihr, dass sie das wegputzen soll, sie wirft die Binden ins Klo, der Abfluss verstopft sich, sie sagt, das geht mich nichts an, sie lässt mich nicht einmal zum Wechseln der Bettwäsche ins Zimmer, nicht dein Revier, sagt sie, nicht dein Kaffee, hat sie gesagt. Nicht dein Kaffee. So kann es nicht weitergehen. Wenn Vera wehleidig wird, werden ihre Bewegungen heftiger. Sie zieht den Kopf ein, zuckt mit den Schultern, schlenkert mit den Armen.

Vati hat den Kopf in die linke Hand gestützt, als ob er ihm gleich abfallen könnte und glotzt auf den Fernsehapparat, Inga kann nicht erkennen, was gesendet wird, kein Laut ist zu hören, Vera hält die Fernbedienung in der Hand, sie hat den Ton leise gestellt.

Sie kommt in ein schwieriges Alter, meint Vati. Rede du mit ihr, meint Vera. Auf dich hört sie, vielleicht solltest du ihr einige Zeit aus dem Weg gehen, meint er. Soll ich mich dünnmachen, wenn sie kommt, willst du das?

Sie reden sich in Streit, Veras Stimme steigt an, ein helles

Mäkeln, eine schrille Gekränktheit im Ton. Vati beschwichtigt. Er werde einmal ein ernstes Wort mit Inga reden. Er sagt einmal. Er ist damit beschäftigt, Vera zu beruhigen.

Träge hebt der Hund seinen Kopf, schläft einen Hundetraum, ihn stört nicht, dass Inga im Nachtgewand barfuß, auf Zehenspitzen, neben ihm steht und horcht. Sie schleicht in ihr Zimmer zurück. Vati wird mit ihr reden.

Mit Fingerspitzen streift sie über ihren Setzkasten. In Reih und Glied stehen da Gegenstände aus Seife sortiert: ein Bär, eine Erdbeere, eine kleine Maus, selbst gebastelt, Seife mit dem Messer bearbeitet. In einem Fach liegt ein Armband aus Plastik: das Namensschild, das man ihr als Neugeborenes um den Arm gelegt hatte, um sie vor Verwechslung zu schützen. Mutti hat das Band zur Erinnerung behalten.

Inga nimmt eine Ziffer aus Seife, die Neun, ihre Glückszahl, aus dem Kasten und zerkrümelt sie zwischen ihren Fingern.

Im Bett krallt sie ihr Lieblingstier, ein gestricktes Wollschaf mit braunen Augen und ebensolcher Stupsnase, an ihre Brust.

Der Wind treibt die Nässe gegen das Fenster, am Fensterbrett beginnt ein Rinnsal zu laufen. Inga schließt die Flügel, das Prasseln des Regens wird abgedämpft. Sie presst die Nase an die Scheibe: Im Nachbarhaus brennt noch Licht, hinter halb geschlossenen Jalousien bewegt sich im oberen Stockwerk eine Gestalt, wächst an, wird kleiner und verschwindet wieder.

Als Inga klein war, hat Vati sie öfter zur Visite mitgenommen. Alte Patienten waren verrückt nach ihr. So ein liebes Mädchen, so ein lieber Vati. Sie haben ihr Schokolade zugesteckt, Orangen, Nüsse. Hübsche Menschen erhalten mehr Zuwendung. Als Kind war Inga schön, das erzählen alle. Ich möchte einmal Ärztin werden, hat sie gesagt und früh schon mit Vatis Instrumenten gespielt, Puppen mit dem Stethoskop abgehört, mit Pinzetten und wertlos gewordenen Spritzen hantiert, Stofftiere mit Verbänden und Infusionen versorgt.

Vati legt der Sprechstundenhilfe die Hand um die Hüfte, Inga weiß, woran sie ist, sie kann sich genau daran erinnern, als Vati ihr vor Jahren Vera vorgestellt hat.

Sie waren im Advent in der Fußgängerzone einkaufen, als ihnen eine Fremde begegnete, die Vati überschwänglich begrüßte, ihn küsste und umarmte, Vati wurde augenblicklich nervös und aufgeregt, ihm war das unvermutete Zusammentreffen peinlich. Inga hatte diese Frau nie zuvor gesehen, eine brünette, schlanke Dame in einem eleganten dunklen Mantel, es war kalt, ein beißender Wind fegte durch die Straße, Inga war erkältet und fror, Schleim, den sie ständig aufzog, hing aus ihrer Nase, und das ist meine kleine Inga, sagte Vati, die fremde Frau streckte ihr die Hand entgegen, Inga behielt ihre fäustlingsbewehrten Hände im Anorak, man muss nicht alles angreifen, eine Bekannte, antwortete Vati später auf die Frage, wer die Frau gewesen sei, fast fünfzehn Minuten hatte die Frau sie im Trubel der Einkaufsmassen mit ihrem hellen Auflachen festgehalten, Vati hatte mehrmals zum Aufbruch gedrängt, indem er wiederholt *also dann* und *na ja* gesagt hatte, die Dame hatte keine Anstalten gemacht, sich zu verabschieden, ihr habt euch verspätet, sagte Mutti, als sie nach Hause kamen, Vati hat eine Frau getroffen, war Ingas Antwort gewesen, Vati hatte ihr einen scharfen Blick zugeworfen und mit den Mundwinkeln gezuckt.

Inga weiß, was gespielt wird, sie hat beobachtet, dass Vati mit seiner Sprechstundenhilfe rauchend am Fenster steht, einmal hat sie gesehen, wie er mit seiner Hand über ihre strich, als er sich im Vorzimmer über sie beugte, um eine Eintragung im Computer zu kontrollieren, ihre Hand auf der Maus, seine Hand auf ihrer Hand, Inga lässt sich nichts vormachen, ihr kann keiner was vorspielen.

Im Bad in Vatis Haus steht ein weißer Schrank, Vatis Notfallapotheke für alle Fälle. Früher war er zur Vorsicht abgeschlossen, damit Inga nicht an gefährliche Medikamente herankam, jetzt, da sie älter geworden ist und nur selten im Haus, hält Vati es nicht mehr für nötig, ihn zu versperren. Oder er vergisst einfach darauf, denkt nicht daran, hat immer andere Dinge im Kopf, zerstreut wie er ist.

Manchmal öffnet Inga den Schrank und kramt darin, saugt die Düfte ein, die er verströmt, es riecht nach Medizin, nach Minze, nach Kräutern, streng, scharf, ein türkisfarbener Geruch, Inga wiegt Fläschchen in der Hand, öffnet Schachteln, liest Beipackzettel, murmelt halblaut medizinische Fachausdrücke, *Betablocker, hypoglykämisches Koma.* Auf einigen Flaschen prangt ein schwarzer Totenschädel, Inga weiß, was wirkt.

Wenn sie in Physik ungerechterweise schon wieder geprüft wird, wenn ihr die Straßenbahn vor der Nase davonfährt, wenn Vera sich über sie beklagt, wenn die Sprechstundenhilfe lügt und ihren Kopf an Vatis Schulter legt, wenn Vati auf sie vergisst, wenn er sie nicht ansieht und so tut, als sei nichts zwischen ihm und der Sprechstundenfrau. Wenn alles auf einmal zusammenkommt. Dann wird Inga wieder handeln. Einen Spaziergang unternehmen. Der Hund muss sterben.

Inga geht ins Bad und durchkämmt den Arzneischrank, nimmt mit sicherem Griff eine Schachtel, BELOC steht auf der Packung, Beipacktext immer gut lesen, hat Vati gesagt, sie drückt mehrere Tabletten aus der Plastikhülle, kleine, weiße unscheinbare Pillen, in ihrem Zimmer zerstäubt sie die Tabletten mit einem Mörser zu feinem Pulver, das sie vorsichtig in eine Plastiktüte füllt.

Der Collie heißt Wanda, schläft draußen im Flur. Heute wird sie ihn spazieren führen, das Tütchen wandert in die Tasche ihrer Joggingjacke, wo ausgetrocknete Kastanien klappern.

Vati hat Zeit. Vati hat keine Zeit. Vati muss zu einem Kongress fahren. Vati hat ein ganzes Wochenende frei. Vati wird zu einem Notfall gerufen. Er setzt sich zu Inga ans Bett. Erzähl mir, wie es dir geht, sagt er mit sanfter Stimme, mit warmen Augen. Möglicherweise denkt er an Vera oder an die Sprechstundenhilfe. Hast du Sorgen, fragt er. Inga weiß nicht, woran er denkt. Vielleicht an das Golfturnier oder an die Frau, der er die Hand um die Hüften legt.

Vati ist Arzt. Was fehlt uns denn, fragt der Arzt, wo tut es weh, erzählen Sie mir alles, sagt er, ich habe Zeit, ich habe keine Zeit, ich muss ins Labor, ich muss zur Visite, ich muss auf den Golfplatz, ich muss zu den Rotariern, am Wochenende nehmen wir uns Zeit, sagt Vati, er nimmt gern ihre Hand in die seine, sie spürt seine Wärme, manchmal noch versucht er ihr abends einen Kuss auf die Stirn zu drücken, jetzt will sie diese Nähe nicht mehr, sie ist ihr peinlich geworden, ein feuchter, fremder Mund.

Ich hole dich von der Schule ab, sagt Vati, das verspreche ich, pünktlich stehe ich mit dem Wagen vor der Tür, wo fahren wir hin, du kannst dir eine Fahrt ins Blaue wünschen, falls ich Zeit habe, mache ich, was du willst, er ruft an, Mist, ich habe noch einen Notfall zu versorgen, vielleicht kannst du warten.

Nur wenn du willst, sagt Vati, du musst nicht auf mich warten, sagt er, es ist meine Schuld, ich bin Arzt, sagt er und zuckt mit den Schultern, so ist das Leben, sagt Vati, man kann nicht alles haben, sagt er und lacht. Wie seine Augen zwinkern. Beim Lachen sieht man in seinen Mund bis nach hinten zu den Weisheitszähnen. Vera bekommt den Pool, du darfst dir etwas wünschen, sagt Vati, du suchst dir einen Hund aus.

Der Hund ist tot, sagt Vati, wir können ihn nicht mehr lebendig machen, wir alle müssen sterben, ein Unglück, sagt Vati, aber es gibt auch noch einen anderen Hund, immer gibt es noch einen anderen Hund. Es ist schrecklich, einen Freund zu verlieren, noch dazu durch so ein Unglück, einen Tankwagen, Gott sei Dank ist dir nichts geschehen, seien wir froh, dass dir nichts passiert ist, ein Hund ist ein Hund, sagt Vati, einen Hund kann man ersetzen, du darfst dir einen neuen Hund aussuchen, jetzt möchte ich einen Collie, sagt Inga, einen Hund wie Lassie, fragt Vati und Inga nickt, wie Lassie soll er aussehen, ein schöner Hund, sagt Vati, der Collie springt bellend an ihm hoch. Huch, der haart, schreit Vati.

Am Nachmittag habe ich Zeit, dann können wir gemeinsam spazieren gehen. Am Samstag habe ich Zeit oder am Sonntag, lass mich mal nachsehen in meinem Terminkalender, vielleicht geht sich noch ein Stündchen aus, vielleicht im Kaffeehaus, kannst du dir das so einteilen, dass du nach der Schule mit dem Zug zu uns fährst, ich muss noch zu einer Visite, ich muss noch zum Autohändler, ich habe noch eine wichtige Besprechung in der Stadt.

Die Besprechung ist wichtig, die Patienten sind wichtig, die Weiterbildung ist wichtig, die Rotarier sind wichtig, das Golfspielen ist wichtig, das Geschäftsessen ist wichtig, man muss fit bleiben, ich tue viel zu wenig für meine Gesundheit, sagt Vati, manchmal habe ich das Gefühl, ich tue viel zu wenig für dich, man müsste mehr Zeit haben, sagt Vati, einmal einfach fortfahren ohne Ziel, abfliegen und abheben in den Himmel und irgendwo landen, wo die Sonne scheint, den ganzen Tag am Strand herumlaufen, er sitzt am Bett und hat ihre Hand in der seinen.

Dann gehen nur wir allein ins Kino, sagt Vati, das machen nur wir allein, nur wir beide, sagt Vati, wir zwei, was sagst du jetzt, sagt Vati nach der Fahrt mit der Geisterbahn, hast du dich gefürchtet, ich bin bei dir.

Vati telefoniert. Ich kann dir das jetzt nicht ausführlich erklären, ich habe eben einen Patienten bei mir.

Die Sprechstundenhilfe. Der Duft nach Brot und Kaffee. Der Collie springt bellend an ihm hoch. Ich möchte einen

Hund, sagt Inga. Du bekommst einen Hund, sagt Vati, für Vera den Swimmingpool, für dich einen Hund.

Überfahren, heult Inga los, sie hat sich so lange beherrscht, jetzt fließen die Tränen. Von einem Tankwagen. Nicht so schlimm, sagt Vati und nimmt sie in den Arm, nicht so schlimm. Wenn es nur sonst nichts ist.

Wie war es, fragt Mutti am Sonntagabend. Sie fragt und möchte es doch nicht zu genau wissen. Sonntagabend gibt es kein Abendbrot, Inga hat genug gegessen. Und weiter, fragt Mutti.

Sie schaut Nachrichten und fragt. Und dann. Was war dann? Was habt ihr dann gemacht? Sie schaufelt Erdnusslocken in sich hinein. Und hast du Spaß gehabt, fragt sie. Komm her, sagt Mutti, deine Schuhe sind voller Schmutz, sagt sie, und Inga kuschelt sich zu Mutti auf die Couch.

Die Nachrichten zeigen Bilder von einer Naturkatastrophe in Lateinamerika. Ein Helfer hält ein schreiendes Kleinkind im Arm. Das Baby ist drei Kilometer weit einen Abhang hinuntergespült und in einer Pfütze spielend gefunden worden. Zehn Monate alt. Keine Spur von den Eltern.

Das Krachen der Erdnusslocken.

Und, fragt Inga, was war bei dir los?

Mitten im Wald steht ein großes Holzkreuz, eingegossen in einen Betonsockel. Ein Gekreuzigter hängt da, mit dem Rücken zur untergehenden Sonne, holzgeschnitzt. Mit Dach für alle Fälle. Damit Jesus nicht nass wird. Regenschutz für einen Toten. Zu seinen Füßen lehnt ein Betschemel, eine Vase mit Kunstblumen steht daneben, sowie eine Öllampe, das Paraffin ist fast bis zur Neige verbrannt.

Wanda hat etwas im Laub entdeckt und beginnt aufgeregt zu scharren. Ein Jogger rennt vorbei, ein Mann in den Fünfzigern. Später begegnet ihnen ein Spaziergänger mit Hut und mustert Inga und den Hund. Das Knirschen seiner Schuhe, wie er den rechten Fuß beim Gehen seitwärts einzieht.

Zwei Hunde an der Leine, ein Boxer und ein Dackel, zerren ihr Frauchen durch den Wald. Die Frau schaut dem Boxer ähnlich.

Inga ruft Wanda zu sich, sie folgt ihr auf dem Fuß.

Dann sind sie am Ziel. Hast Hunger, sagt Inga. In ihrer Jacke rascheln verdorrte Kastanien, klappernde Naturkastagnetten: früher saftige, glänzend fette Früchte, jetzt abgemagerte, ausgetrocknete Monde, hart geworden, steinern, mit seltsamen Höckern, vom vielen Befingern blank poliert.

In der Jacke verbirgt sich auch die Dose mit dem Futter, einer Mischung aus fünf Sorten Fleisch mit Weizen und Karotten, dazu das Säckchen mit dem weißen Pulver. Der Hund bellt auf, wedelt mit der Rute.

Guter Hund, sagt Inga. Sie geht hinunter ans Flussufer, sucht einen geschützten Platz, der vom Spazierweg nicht einsehbar ist. Ruhig plätschert das Wasser gegen die flache Böschung, die Stelle liegt bereits im Schatten. Sie sind unbeobachtet.

Inga öffnet die Dose, leert den Inhalt auf die Erde, schüttet zuletzt das weiße Pulver über die Masse, rührt es mit einem Stäbchen ins Futter. Der Hund ist nicht mehr zu halten. Frisst, knurrt, frisst.

Inga macht ein paar Schritte rückwärts. Die Leine ist in ihrer Manteltasche, die Kastanien klappern leise, fast gläsern der Klang. Guter Hund, sagt Inga. Der Hund frisst. Sie hört das Schmatzen, wie er die Zähne fletscht.

Das Pulver wirkt schnell. Wanda wedelt mit dem Schweif, tänzelt einen Halbkreis, wie sie es immer tut, bevor sie sich niederlegt, hockt sich vor das Fressen, legt sich nieder wie zum Schlafen, beginnt zu zittern, zu hecheln, kippt zur Seite. Jetzt hat sie Schaum vor dem Mund, Inga dreht den Kopf weg, sie muss nicht alles sehen.

Wanda hat gefressen, jetzt liegt sie am Ufer. Sie frisst nicht mehr, sie schläft. Ja, sie schläft. Knapp bevor die Sonne untergeht. Inga schaut nicht hin im entscheidenden Augenblick. Sie wirft das Säckchen ins Wasser, wo es langsam abgetrieben wird, sie schleudert die Dose ins Unterholz, häuft Laub über den Rest des Futters. Sie kehrt zum Spazierweg zurück.

Noch hält sie die Leine in der Hand. Sie hat den Hund von der Leine gelassen, und Wanda ist davongerannt, sie ist ein paar Passanten begegnet, einer Frau mit zwei Hunden. Die müsste, könnte bezeugen, dass Wanda von der Leine war, die Frau trug einen blauen Mantel, wenn Vati ihr nicht glaubt, wird sie die Frau als Zeugin aufrufen, die wird sich vielleicht gewundert haben, dass ein kleines Mädchen allein im Auwald spazieren geht. Sie hat nicht mit Inga gesprochen, die Hunde haben an ihr gezerrt, ein Dackel und ein Boxer, die Frau hatte ein Boxergesicht.

Kein Bellen mehr, und Inga dreht sich nicht mehr um, geht zurück auf den Spazierweg, von hier ist kein Blick zur Böschung möglich, dort unten liegt Wanda und schläft, Wanda hat sich von der Leine gerissen und ist im Auwald verschwunden, Inga geht den Waldweg zurück, kommt am Gekreuzigten vorbei, wo die Lampe langsam niederbrennt, Inga geht den Weg zurück, bis zur Brücke wird sie gehen.

Auf der gegenüberliegenden Seite des Flusses hängt die Sonne, jetzt eine kreisrunde, orange Scheibe über einem Waldstück. Inga steht da und starrt mit zusammengekniffenen Augen und offenem Mund, die Hände in den Jackentaschen klappern leise mit den Kastanien.

Zu wissen, dass die Erde sich dreht. Dem Wissen misstrauen und doch glauben, dass es die Sonne ist, die um die Erde kreist.

Ein verlassener Kinderspielplatz mit Kanalrohr zieht sie an. Es ist zu kalt und ungemütlich, um durchzukriechen. Eine

Schaukel hängt starr in der Luft, jetzt regt sich kein Wind. Inga stellt sich so, dass die Schaukel zwischen ihr und der Sonne steht. Als würde die Sonne auf der Schaukel aufliegen. Kugel auf Balken. Vögel schreien. Langsam versinkt die Sonnenscheibe in der Baumgruppe auf der anderen Flussseite, verglüht als dampfende Kugel in der Steppe am Horizont.

Ingas Nase läuft, sie wischt sich mit dem Ärmel den Schleim von der Oberlippe. Kalter Atemhauch vor dem Mund. Irgendwo kreischen die Bremsen eines Autobusses. Irgendwo liegt Wanda am Ufer, windgeschützt, und schläft. Wanda schläft.

Inga wird warten, bis die Dämmerung einfällt. Nur mehr eine Viertelscheibe Sonne ist zu sehen, später eine Ahnung von ihrem Rand, eine schmale Sichel, man kann sie anschauen, ohne geblendet zu werden.

Noch ein Spaziergänger, ein Mann mit Baseballkappe und Schäferhund, läuft vorbei. Der Mann schleift mit den Schuhen am Asphalt, lautlos trabt der Hund, der kurz an Ingas Bein geschnüffelt hat, vor ihm her.

Dunkelrot versinkt die Sonne in der Baumgruppe, die schwarz wie ein Scherenschnitt, wie auf einer Bühne, als gezackte Silhouette in den Himmel ragt.

Inga war im Dschungel, sie kommt von der Jagd, ein Tag im Urwald geht zu Ende. Das hohe Sirren eines Mopeds von Ferne, die wummernden Bässe aus einem vorüberfahrenden Wagen.

Die Sichel verschwindet, ein gelber Strich am Ende der Welt wird bloße Ahnung, lautlos dreht sich die Zeit in die Nacht hinein.

Dann steht Inga da, starrt nach vorn und rät: Dort ist die Sonne einmal gewesen, dort vielleicht ist sie untergegangen.

Rasch verliert sie die Lust am Schauen, hoch oben blinkt das Fahrgestell eines Flugzeugs, das noch von der Sonne beschienen wird, langsam dunkelt sich der Himmel ein, Inga geht durch eine Wohnsiedlung Richtung Straße zurück. Eine Frau in Winterstiefeln, warm eingehüllt, entsorgt Blumenerde auf einer Terrasse.

Inga steckt ihre Nase in einen Altpapiercontainer, dessen Deckel, einst rot gelackt, fast völlig abgeblättert ist. Sie zieht eine Pappschachtel aus dem Container, die Schachtel für ein Kinderspiel, im Karton steckt eine zweite: *Ortisal Babytropfen*, liest sie.

In den Wohnzimmern brennen Lichter. Vielleicht sind dort Großeltern auf Besuch, es ist Samstag, vielleicht wird dort gespielt, sicher ist es warm, vielleicht wird zu Abend gegessen.

Vor der Einfahrt zu einer Tiefgarage hängen Verbotsschilder: *Ballspielende Kinder verboten* steht auf der Tafel, *Zufahrt nur für Hausbewohner*, *Feuerwehrzufahrt freihalten*.

An einer windschiefen Mauer aus unregelmäßigem Stein ducken sich vergilbte Blätter vor der Kälte an die Wand.

Inga geht am Seniorenheim vorbei. Silhouettenköpfe in den Fenstern, die Fenster sind nicht erleuchtet.

Das klappernde Geräusch der Kastanien in der Jackentasche. Vor dem Sportplatz stauen sich die Kombis und Rovers der Fußballväter.

Es ist dunkel. Inga steht an der Bushaltestelle und wartet. Vati hat sich verspätet. Inga fröstelt. Höhnisch grinsen die Scheinwerfer der entgegenkommenden Wagen. Einkäufer auf der Fahrt nach Hause.

Wanda schläft.

Später löst sich ein Wagen aus der Kolonne vorbeifahrender Autos und biegt in die Haltebucht ein. Verzeih Kleines, sagt Vati. Vera lächelt sie an. Inga klettert auf den Rücksitz.

Vati fährt an, plötzlich durchzuckt es ihn. Wo ist der Hund?

Inga reißt die Augen weit auf. Kein Ton.

An einem Feldweg schert Vati aus und bremst den Wagen abrupt ab. Wo ist der Hund?

Inga hält den Atem an. Etwas in ihr drängt die Tränen zurück. Sie zieht die Schultern hoch. Losgerissen, presst sie hervor. Das öffnet die Schleuse.

Wanda schläft. Vati wird zornig. Wo ist der Hund, schreit er wütend und tritt gegen den Reifen.

Sie stehen am Straßenrand, neben ihnen zischt der Verkehr aus der Stadt in die kleinen Dörfer und Gemeinden der Umgebung.

Es ist dunkel. Vera raucht.

Inga hechelt nach Luft.

Wo ist der Hund?

Alles wird gut.

Am Ende

Kurz vor E., der letzten Station seines Arbeitstages, bog er von der Hauptstraße ab und lenkte den Wagen in einen kleinen Ort, um zum Postamt zu fahren.

In der Firma war er der Einzige, der kein Handy besaß. Er legte lieber Pausen ein, um irgendwo von unterwegs zu telefonieren. Er war gewohnt, zügig zu arbeiten. So gewann er täglich kleine Zeitspannen, die er dann an sich verschenkte.

Auf diese Weise hatte er einen guten Überblick über das Land gewonnen: Kaffeehäuser, Supermärkte, Tankstellen, Raststätten, Banken, Postämter. Er fühlte sich dort zu Hause, wo andere nur kurz verweilten.

Seit einer Woche lag sein Vater im Krankenhaus. Er war erst einige Tage durchgecheckt und anschließend auf die Operation vorbereitet worden. Am Vormittag war sie durchgeführt worden. Mit dem Arzt hatte er vereinbart, nach dem Eingriff im Krankenhaus anzurufen.

Vor der Telefonzelle musste er warten. Es war so eng im Postamt, dass er, um anderen Kunden Platz zu machen, ganz nahe an die Glastür herantreten musste. In der Zelle saß eine Frau in einem marineblauen Mantel und ballte die Hand um ein Taschentuch. Sie sprach in abgehackten, unvollständigen Sätzen und wiederholte manche Wörter so laut, dass sie durch die Glastür hindurch deutlich zu vernehmen waren. Die Frau redete eine Sprache, die er nicht zuordnen konnte. Als sie das Gespräch beendet hatte und aus der Zelle trat, bemerkte er Spuren von Wimperntusche auf ihrem Gesicht.

Er betrat die Zelle, schloss die Tür und setzte sich auf den kleinen Schemel. Er fischte die Visitenkarte des Arztes aus der Geldbörse. Der Telefonhörer fühlte sich noch warm an.

Er schaute durch die Glastür zum Postschalter, an dem die Frau im blauen Mantel ihre Rechnung bezahlte. Erst jetzt drückte der Schalterbeamte einen Knopf und gab die Leitung frei.

Im Krankenhaus war besetzt. Von einem Tonband erklang in einer Endlosschleife Musik. Er wusste, dass das Mozart war, obwohl er sich für Musik nicht sonderlich interessierte. Das soll die Leute beruhigen, dachte er und merkte, wie sein Puls sich plötzlich beschleunigte und seine Handflächen zu schwitzen begannen.

Seine Stimme krächzte und sprang nicht gleich an, als sich die Vermittlung meldete und nach seinen Wünschen fragte. Er nannte die Abteilung, ein Knacksen in der Leitung, wieder erklang Musik. Er blickte in den Schalterraum. Die Frau hatte das Postamt verlassen.

Die Musikbrücke dauerte beim zweiten Mal noch länger. Er versuchte, sich an den Arzt zu erinnern und daran, als sie das letzte Mal miteinander gesprochen hatten.

Das Gespräch hatte am Abend stattgefunden, in einem abgelegenen Abschnitt eines Krankenhausganges. Der Gang war unbeleuchtet gewesen, sie waren fast im Finstern gestanden. Der Arzt hatte weiße Sandalen getragen und in der Hand eine Mappe mit Papieren gehalten. An seinem Gürtel steckte ein Pager. An sein Gesicht konnte er sich nicht mehr erinnern.

Jetzt meldete sich eine Frauenstimme und fragte nach seinen Wünschen.

Er sagte seinen Namen und dass er der Sohn eines Patienten sei. Er bat darum, den Oberarzt zu sprechen. Alles klar, verstehe, sagte die Schwester und legte den Hörer beiseite.

Er hörte, wie sie sich mit schlurfenden Schritten entfernte. Von weiter weg waren laute Geräusche zu hören. Vielleicht gab es gerade Abendessen.

Dann war der Oberarzt endlich am Apparat.

Er räusperte sich und sprach eine Spur lauter. Ich bin der Sohn, sagte er.

Ja, sagte der Oberarzt. Ihre Schwester hat sich heute Nachmittag bereits bei uns gemeldet.

Ich rufe von unterwegs aus an, sagte er, ich wollte mich nur erkundigen. Er brach den Satz ab. Für einen Augenblick lag ein peinliches Schweigen zwischen ihnen.

Wir haben die Operation heute Früh durchgeführt, sagte der Oberarzt. Es ist so, setzte er fort, ich habe das vorhin auch ihrer Schwester mitgeteilt, dass wir zwar eine Entfernung der Geschwulst geplant hatten, aber, ich meine, ich möchte sie hier nicht mit medizinischen Einzelheiten langweilen, aber die Wucherung war bereits so weit fortgeschritten, dass wir uns außerstande gesehen haben, den Eingriff wie geplant zu Ende zu führen.

Was heißt das, fragte er. Er spürte, wie seine Stimme zu versagen drohte.

Wir haben die Wunde wieder geschlossen, sagte der Oberarzt.

Was heißt das, fragte er.

Das heißt, dass wir im Augenblick operativ am Ende unserer Möglichkeiten angelangt sind, sagte der Arzt.

Eine Pause entstand. Er spürte, wie sein Atem schneller ging.

Draußen stand ein Mann in einem Schlosseranzug und wartete darauf, dass die Telefonzelle frei würde.

Er presste den Hörer an sein Ohr. Er wusste nicht, was er weiter sagen sollte.

Was heißt das, fragte er heiser.

Es tut mir Leid, Herr, und der Oberarzt sprach ihn mit Familiennamen an, dass ich Ihnen nichts Besseres mitteilen kann, aber nach dem Stand der Dinge sieht es so aus, dass Ihr Vater nicht mehr lange zu leben hat.

Nichts Besseres. Stand der Dinge. Nicht mehr lange zu leben. Er spürte, wie ihn Müdigkeit überflutete. Er musste sich an die Wand lehnen.

Wie lange, fragte er.

Schwer zu sagen, sagt der Oberarzt. Selbstverständlich werden wir medizinisch alles in unseren Kräften Stehende unternehmen, vielleicht dauert es noch Wochen, vielleicht aber auch nur wenige Tage. Ich bitte Sie, Ihren Vater so bald wie möglich zu besuchen.

Er räusperte sich. Ich danke Ihnen für die Auskunft. Auf Wiederhören. Er hörte, wie die Leitung am anderen Ende unterbrochen wurde.

Er sah, dass sich vor der Telefonzelle eine kleine Schlange gebildet hatte. Menschen, die gewohnt waren, zu warten. Ruhig traten sie von einem Fuß auf den anderen. Der Mann im Schlosseranzug lehnte an der Tür und las im Stehen Zeitung.

Wie in Watte gepackt drangen die Geräusche aus der Schalterhalle an sein Ohr. Er hielt den Hörer einige Sekunden lang in der Hand, obwohl die Leitung längst tot war. Ich muss meine Frau anrufen, dachte er und tippte die Nummer in den Apparat.

Plötzlich schienen ihn die Dinge in der Telefonzelle anzuspringen. Ein Gerät, das in digitalen Ziffern die Gebühr anzeigte. Ein zerschlissenes Telefonbuch, aus dessen Umschlag jemand eine Ecke herausgerissen hatte. Ein Kugelschreiber, der, an einem Kettchen hängend, in einer angeklebten Halterung steckte. Die Zelle war mit schallschluckenden Ziegeln ausgestattet. Das fiel ihm jetzt erst auf. Trotzdem hatte er die Frau im Mantel vorhin bis nach draußen reden gehört.

Er telefonierte mit seiner Frau. Später erinnerte er sich an nichts mehr. Er wusste nicht mehr, wie er die Zelle verlassen und ob er das Gespräch bezahlt hatte. Die Straße war schwarz und feucht, Scheinwerfer blendeten, die Windschutzscheibe war vom Sprühregen verschmiert.

Längere Zeit bereits hatte der Vater vor sich hin gekränkelt, hatte wenig gegessen, aber nie über Schmerzen geklagt. Nichts hatte Anlass zu größerer Sorge gegeben. Bis zum letzten Besuch. Mager und aschfahl hatte ihm Vater die Tür geöffnet. Hüstelnd, nach Luft ringend hatte er sich an die Kehle gefasst, so war er ihm am Küchentisch gegenübergesessen.

Wie oft waren sie früher, als er noch ein Kind gewesen, abends, wenn Vater von der Arbeit nach Hause gekommen war, zusammengesessen und hatten Karten gespielt. Wie oft hatte Vater ihm und seiner Schwester aus der Zeitung vorgelesen und aus gewöhnlichen Meldungen witzige und groteske Abenteuer zusammengeflunkert. Jahrzehnte waren seither vergangen. Wenn Vater gut aufgelegt war, hatte er den Sohn auf die Schultern gehoben und war mit ihm durch die Wohnung galoppiert. Oder er hatte ihn an den Handwurzeln gepackt und schnell im Kreis herumgewirbelt.

Später, wieder waren Jahre vergangen, hatten sie sich an diesem Tisch angebrüllt. Der Sohn hatte die scharfen Anweisungen des Vaters nicht mehr akzeptiert, nicht die knappen Befehle, nicht die strengen Regeln. Der Vater hatte den Einsatz des Sohnes für die Antiapartheitsbewegung und gegen den Krieg der Amerikaner in Vietnam nicht verstanden, den Umgang mit anderen Jugendlichen, die langen Haare und die laute Musik nicht geduldet, die erste Freundin nicht akzeptiert. Jahre später war Mutter gestorben, seither lebte Vater allein im Hause. Ein bisschen schrullig war er geworden, milder aber und nachsichtiger. Manchmal begann er zu erzählen von vergangenen Zeiten, wenn draußen der Tag verdämmerte und keiner den Versuch unternahm, Licht zu machen. Vater war im Krieg gewesen, spät hatte er zu reden begonnen.

Nichts mehr von alledem. Ein alter Mann am Ende seiner Kräfte saß ihm gegenüber. Er spürte, dass sie vielleicht ein letztes Mal so beisammensaßen. Vater tat ihm Leid. Abgemagert, wie er war, hätte er ihn leicht allein auf Händen tragen können.

Sie hatten nicht mehr die Kraft gehabt, mehr als das Nötigste zu reden. Sie hatten über die nächste Zeit gesprochen, über das Krankenhaus, über einen Arzt, den Vater kannte. Nicht über den Tod, nicht über das Sterben.

Der Termin im Krankenhaus war für die nächste Woche festgelegt. Als er sich verabschiedete, meinte er, im Gesicht des Vaters Hilflosigkeit und Angst zu lesen.

Kann ich noch etwas für dich tun, fragte er.

Nein, danke.

Der Abschied drückte ihm die Luft ab. So schnell wie möglich ging er aus dem Haus. Er floh. Zuletzt sah er, wie Vater hinter den Gardinen am Fenster stand und ihm mit einer müden Handbewegung nachwinkte.

Er floh. Er nahm einen weiten Umweg nach Hause. Er lenkte den Wagen auf die Autobahn, stieg aufs Gaspedal und fuhr lange durch die Nacht.

Wenige Tage hatten sie Zeit gehabt, sich auf den Tod vorzubereiten. Für die Kinder wurde eine Aufsicht organisiert, er versprach seiner Frau, sich regelmäßig telefonisch zu melden. Mehrmals täglich steuerte er nun ein Postamt an und rief Frau oder Schwester an. Abends fuhr er ins Krankenhaus und setzte sich zu seinem Vater ans Bett.

Vater war ansprechbar, mit Momenten geistiger Klarheit, nickte, schüttelte den Kopf. An Infusionsschläuche angehängt und gut versorgt. Sprechen konnte er nicht mehr. Noch einmal keimte eine Hoffnung auf, dann wurden die Auskünfte der Ärzte dürftig. Skeptisch und zurückhaltend gaben sie Bescheid.

Es war seine Frau, die ihm mitteilte: Komm, es ist so weit. Es geht zu Ende.

Es war ganz normal. Da lag ein alter Mann im Sterben, müde, am Ende seiner Tage angekommen. Keine Katastrophe riss ihn aus dem Leben, nichts Unvorhergesehenes. Keine

Witwe, keine zurückgelassenen Kleinkinder. Das Normale nahm seinen Lauf und schmerzte trotzdem.

Zu dritt fuhren sie ins Krankenhaus, seine Schwester, seine Frau und er.

Vater lag allein in einem Zimmer. Die Schwestern versahen ihren Dienst wie gewohnt. Routiniert, diskret. Wechselten Laken, Flaschen, Beutel, kontrollierten die angeschlossenen Geräte. Da wurde nicht hektisch wiederbelebt, nicht künstlich verlängert. Die Ärzte hatten sich bereits zurückgezogen. Der Oberarzt, mit dem er sich regelmäßig besprochen hatte, war nirgends mehr zu sehen. Wahrscheinlich hatte er frei.

Es gab nicht mehr viel zu tun. Sie wechselten sich ab am Bett, hielten dem Sterbenden die Hand, strichen ihm übers Haar, schlugen die Polster auf.

Leise flüsterte seine Schwester dem Vater ins Ohr.

Dann war er mit ihm allein im Zimmer. Neben dem Bett stand ein Gerät, das den Blutdruck anzeigte. Unmerklich langsam, aber mit jeder halben Stunde deutlich sichtbar, sank die Zahl, die das vorhandene Leben maß.

Pfeifend schaufelte Vater Luft ein, mit nichts mehr sonst beschäftigt.

Wenn man wollte, könnte man die Atemzüge zählen, dachte er. Vielleicht noch zehntausend.

Lange betrachtete er den Vater. Früher hatten Verwandte behauptet, dass er ihm sehr ähnlich sehe. Noch einmal hatte er Zeit, die Behauptung zu prüfen. Die Krankheit hatte Vaters Haut ledrig gegerbt. Sein Gesicht war blau angelaufen.

Trotzdem war es noch möglich, ihm durch die Krankheit hindurch ins Angesicht zu sehen. Diese Falten, diese Nase, der Haaransatz, diese Mundwinkel. Er schaute lange hin. Er sah sich selbst.

Einmal werde ich auch so daliegen, dachte er, irgendwo. Absurder, lächerlicher Gedanke.

Er hätte Vater noch etwas sagen können. Sein Kopf war leer. Er begann zu beten. Er erinnerte sich, zu welchen Gelegenheiten Vater zu Hause mit ihnen gebetet hatte. Bei Tisch. Zu Weihnachten.

Er nahm die Hand des Vaters in die seine. Sie war warm. Starke Hand, die ihn emporgehoben, die ihm tröstend über den Kopf gestrichen hatte, die wütend gegen ihn aufgefahren war.

Er spürte, wie ihm Tränen über die Wangen liefen. Tausend Einzelheiten fielen ihm ein, winzige Partikel aus seinem Leben. Er war wieder das Kind, das er gewesen war. Die Erinnerung drängte. Er verspürte den Wunsch, dem Vater zu helfen. Die Hand aufzulegen, und alles wäre gut. Zu scherzen, und die Bedrohung wäre weggeblasen. Er wünschte, dass alles nur ein Traum sei, dass sie in Wirklichkeit daheim am Tisch saßen und Karten spielten. Keine Krankheit, keine Angst mehr. Nur Leichtigkeit und alltägliches Gespräch. Mehr wünschte er sich nicht.

In Wirklichkeit saß er an Vaters Totenbett und musste zusehen, wie blutgetränkte Flüssigkeit in einem Beutel versickerte. An der Maschine sanken langsam die Werte. Eine moderne Sanduhr, dachte er. Die Luft roch schlecht. Ihm wurde übel. Ihm wurde alles zu viel.

Er verließ das Krankenzimmer. Seine Frau löste ihn ab. Draußen versah jene Schwester Dienst, mit der er damals telefoniert hatte. Er erkannte sie an der Stimme. Sie war nett und hatte helle Augen. Bot ihm Kaffee an und ließ ihn ausnahmsweise in einer Ecke des Schwesternzimmers rauchen.

Sie unterhielten sich, als hätten sie sich gerade zufällig kennen gelernt. Er merkte, dass sie versuchte, ihn abzulenken.

Und, was machen Sie beruflich, fragte sie.

Ich arbeite als Vertreter für ein pharmazeutisches Produkt. Vitaminpräparate, sagte er. Er nannte die Marke. Sie wusste Bescheid.

Sie hatten die Erlaubnis erhalten, die Nacht im Krankenhaus zu verbringen. Lärmend war der Tag auf der Station zu Ende gegangen, jetzt klapperte kein Geschirr, schlugen keine Türen mehr.

Dann waren sie wieder gemeinsam im Krankenzimmer. Sie flüsterten, wenn sie sprachen, sie beobachteten die Messgeräte, sie hörten Vaters lauten Atem.

Gegen Mitternacht spürte er eine große Erschöpfung in sich aufsteigen. Er ging aus dem Zimmer und beschloss, für einen Augenblick ins Freie zu gehen. In den Gängen war es ruhig, in der Schwesternkoje brannte das Notlicht.

Er fuhr mit dem Fahrstuhl ins Parterre. Durch die Glastür hindurch konnte er beim Vorbeifahren die Namen der einzelnen Stationen lesen.

Laut klapperten im Foyer seine Schritte über den Steinboden. Die gläsernen Schiebetüren am Eingang waren verschlossen. In seiner Koje neben der Tür war ein Bediensteter über einer Zeitung eingenickt. Vor ihm blinkten Armaturen. Er klopfte leicht an das Glas, der Portier war augenblicklich wach, machte Licht und öffnete ein kleines Fenster, durch das man sprechen konnte.

Ob es möglich sei, für einen Augenblick nach draußen zu gehen.

Das möchte hier ein jeder, sagte der Pförtner und lächelte. Er hatte es als Scherz gemeint. Er drückte einen Knopf. Mit einem Ruck öffnete sich die Glastür und gab den Weg frei.

Draußen war es kalt. Eine sternenklare Nacht. Er fror und zündete sich eine Zigarette an. Er ging einige Schritte vom Eingang weg, um sich aufzuwärmen.

Dunkel und groß stand das Gebäude vor ihm, in wenigen Zimmern brannte schwaches Licht. Nur eine Fensterfront im ersten Stock war hell erleuchtet. Einige der Fenster waren gekippt. Das Geschrei der Babys war laut und deutlich zu hören: ein kleiner Kinderchor. In viele helle Stimmen mischten sich einige dunklere, tiefe. Kraftvoll und stark war der Gesang, nicht enden wollend, ein lautes Lebenszeichen.

Er rauchte eine zweite Zigarette, schaute in den Nachthimmel und suchte nach Sternschnuppen. Dann atmete er tief durch und ging in das Gebäude zurück.

Vater starb ein paar Stunden später.

Wochen nach dem Begräbnis, auf dem Weg nach E., bog er von der Hauptstraße ab und lenkte den Wagen in einen kleinen Ort, um vom Postamt aus zu telefonieren. Es war kurz vor Arbeitsschluss, im kleinen Schalterraum drängten sich viele Menschen. Vor der Telefonzelle hatte sich eine Schlange gebildet. Er stellte sich an. Während er wartete, fiel ihm die Frau im blauen Mantel wieder ein. Er dachte an das Telefonat, das er von hier aus mit dem Arzt geführt hatte.

Jemand schubste von hinten. Nur nicht drängen, sagte einer, jeder kommt dran.

Am Fenster

Am Donnerstag, in den frühen Vormittagsstunden, gegen neun Uhr, heißt es später, hat der Papiermacher Karl Trawöger in seinem Haus Selbstmord begangen.

Bei der Kreuzung, die die Ortschaft teilt, fährt Spießberger an den Fahrbahnrand und stellt den Wagen ab. Aus dem Autoradio kommen die letzten Informationen des Mittagsjournals, es ist wenige Minuten vor ein Uhr mittags. Groiss und Hufnagl sitzen auf dem Rücksitz, Hufnagl raucht und hustet fast gleichzeitig, Groiss schaut die Zufahrtsstraße zu Trawögers Haus hinauf, wo sich nichts tut. Wenn Karl mitfahren wollte, müsste er eigentlich schon hier sein, sagt Spießberger nach hinten, als die Schlußsignation der Nachrichtensendung aus dem Radio ertönt, ich bin neugierig, was er zum gestrigen Spiel zu sagen hat, der wird sich wieder einmal ordentlich geärgert haben, meint Groiss, der Jüngste im Wagen, Fußballnarr wie Trawöger, wann haben sie sich über das Europacupspiel unterhalten, war es gestern auf der Fahrt in die Nachmittagsschicht, war es am Abend auf der Heimfahrt? Alle haben sich auf die Fernsehübertragung gefreut, nichts anderes war der Gesprächsstoff der Fahrgemeinschaft, Hufnagl hat den Rapidlern als Einziger keine Chance gegeben, *die fahren ein, wirst sehen*, sagt Hufnagl von hinten, um Trawöger, den eingefleischten Grünweißen zu ärgern, nur wenn Hufnagl an der Zigarette zieht, ist sein Gesicht im kurzen Aufglühen des Stummels zu erkennen, es ist gestern Abend gewesen, es ist gewesen wie immer, wegen morgen noch, sagt Trawöger beim Aussteigen zu Spießberger, es kann sein, dass ich am Vormittag in die Stadt hineinfahren muss, da fahre ich dann gleich ins Werk, wenn ich bis um eins nicht da bin, braucht ihr nicht warten, *also, servus, bis morgen*, sagt Trawöger, steigt an der Kreuzung aus und geht die Straße zu seinem Haus hinauf: im Schein der Rücklichter hat ihn Groiss noch gesehen, Groiss schaut noch immer zu den zwei Häusern am Ende der Zufahrtsstraße hinauf, im linken wohnt Trawöger, es tut sich noch immer nichts, es ist fünf nach eins, der wird sicher selber gefahren sein, sagt Hufnagl und beugt sich zum Fahrersitz vor, und Spießberger startet den Wagen. Na, dann, auf in die Firma, keine Müdigkeit vortäuschen, sagt Spießberger und fährt an.

Ein Mess- und Regeltechniker sitzt am Steuer, der eine Arbeiter am Rücksitz, der Probleme mit der Lunge hat, ist Spreißelhacker, der andere neben ihm Laborant. Der Platz neben dem Fahrer bleibt leer. Gestern saß hier ein Maschinenführer.

Ich habe gut getan, rechtzeitig einzuwintern, denkt der Mann, der am Fenster steht und in den Garten hinuntersieht: Die Rosen in der Holzwolle werden den Frost überstehen, seit wann heize ich heuer eigentlich schon ein, fragt sich der Mann am Fenster, ich habe viel früher begonnen als im Vorjahr, lange steht der Mann am Fenster und schaut hinaus in das milchige Licht des Novembervormittags, der Mann hat Zeit, der linke Arm stützt sich am Fensterbrett ab, der rechte hängt schlaff am Körper, es ist kein Arm, es ist eine Prothese, ein Körperteil aus Eisen und Leder verschafft einem Arbeiter paradiesische Muße, sie heißt Frühpension und schenkt einem knapp Fünfzigjährigen viel Zeit zum Schauen, das Vormittagsprogramm des Fernsehens ist schlecht, angeödet hat der Mann den Apparat abgedreht und seinen *Schauplatz* aufgesucht, die Sonne steht von Tag zu Tag niedriger, wo der starke Wind vor ein paar Tagen die letzten Blätter von den Obstbäumen gerissen hat, ist der Blick frei zum Nachbarn hinüber, Trawögers Auto steht vor der Garageneinfahrt, die Schiebetür ist verschlossen, ob Karl noch schläft, er hat Nachmittagsschicht, das weiß der Mann am Fenster, wie spät ist es eigentlich, was, erst zehn Uhr, noch fast zwei Stunden bis der Briefträger die Zeitung bringt, ob es nicht langsam Zeit werde, das Vogelhäuschen für die Winterfütterung aufzustellen, fragt sich der Mann, was macht denn die Nachbarin, öffnet die Haustür wie wild, läuft bis zum Gartentor, schaut zur Hauptstraße hinunter, als erwarte sie jemand, ist sie in Panik, was hat die denn, weint die, fragt sich der Mann am Fenster und zieht sich hinter den Vorhang zurück, die linke Hand verlässt das Fensterbrett, leicht bewegt sich der Vorhang, die Nachbarin läuft wieder ins Haus zurück, die Tür fällt krachend ins Schloss, der Mann hört es bis herüber, ist etwas passiert?

Wie lange steht der Mann am Fenster, wie lange dauert es, bis die Haustür drüben erneut aufgeht, die Frau in den Garten läuft, ja, die weint, man sieht es ganz deutlich, die hat ja den Kopf verloren, einen solchen Eindruck macht sie, hat er gehört, wie sie heult, oder täuscht ihn sein Ohr, wie lange bleibt es draußen völlig still, wann fährt ein Wagen den Weg herauf, kommt ihm das Auto nicht bekannt vor, das ist doch sein Hausarzt, schon ist die Frau wieder im Garten, in Strümpfen, dem Mann fällt es erst jetzt auf, die ist vollkommen aus dem Häuschen, wie sie den Doktor am Ärmel packt und in das Haus hineinzieht, da muss *etwas Gröberes* passiert sein, denkt der Mann.

Bleibt er am Fenster stehen oder holt er sich einen Sessel und setzt sich hinter den Vorhang, wann hat er überlegt, den Feldstecher zu holen, der im Nebenzimmer in der Kommode liegt: als das Rettungsfahrzeug angerast kommt (mit Blaulicht, ohne Folgeton), als die Sanitäter mit der Liege ins Haus stürzen, das Blaulicht bleibt weiter blinkend, als nichts mehr passiert, fünf Minuten, eine Viertelstunde lang?

Dann sieht der Mann am Fenster, wie die Rettungsmänner wieder aus dem Haus kommen, die Liege ist unbenutzt geblieben, der Fahrer schaltet das Blaulicht ab, während der andere die Trage wieder im Heck des Rettungswagens verstaut: wie langsam die Männer sich jetzt bewegen, und sie reden nichts, der Mann hinter dem Vorhang sieht es vom Fenster aus: Der Arzt bleibt länger, verabschiedet sich von der Besatzung des Rettungsautos, geht ins Haus zurück, das Rettungsfahrzeug fährt ab.

Es ist ein Unglück geschehen, weiß der Mann im Sessel hinter dem Vorhang, und er hat es gesehen. Hätte er weggehen sollen vom Fenster, hätte er hinübergehen sollen?

Der Mann steht erst auf, als er sieht, wie der Arzt ins Auto steigt und wegfährt. Den Sessel stellt er zum Tisch zurück.

Wenn er nicht Acht gibt und unkonzentriert ist, schlenkert die Prothese hin und her. Mit der linken Hand stellt er sie ruhig.

In zehn Minuten beginnt die Nachmittagsschicht.

Braun und Marinc, die Aufpasser, haben in der Kantine gegessen und gehen zu Fuß über den Fabriksplatz zur Maschinenhalle.

Pöll, der zweite Gehilfe, ist wie immer als Erster im Aufenthaltsraum. Zahltag, meine Herren, begrüßt Pöll die Neuankömmlinge und kassiert den gestern vereinbarten Wetteinsatz; die Tageszeitung liegt wie zum Beweis mit aufgeschlagener Sportseite auf dem Tisch. *Na, Slavko, weil Branko nix machen Goal gestern, du cheite verlieren*, feixt Pöll und steckt den Betrag, den ihm Marinc gegeben hat, mit großer Geste in die Gesäßtasche.

Eine Zigarette geht sich vor Schichtbeginn noch aus. Braun, der seine Wettschuld wortlos gezahlt hat, fischt sich einen Stängel aus der Packung und bietet auch Marinc eine Zigarette an.

Thallinger kommt als nächster. Die Spindtür knarrt beim Aufmachen, von der Innenwand lächelt eine Nackte, leicht vergilbt, im obersten Fach ein Bierkrug, ein Jausenbrett, ein Messer.

Schlanker wirst du auch nicht, sagt Pöll mit Blick auf Thallinger, als dieser in den Overall schlüpft, den Gürtel festzurrt. Ich kann nichts dafür, wenn dich deine Frau so beansprucht, dass du nur mehr abnimmst, sagt Thallinger und macht die Spindtür zu: das tägliche Kleingefecht zwischen erstem und zweitem Gehilfen.

Mit einem Ruck schnellt der Zeiger der Uhr vor, noch eine Minute.

Ist Karl noch nicht da, fragt Thallinger, wir haben ihn noch nicht gesehen, sagt Braun und drückt die Zigarette aus, vielleicht ist er drüben in der Betriebsleitung, meint Pöll.

Loidl steckt den Kopf in die Tür: alles o.k.?

Alles klar, nur Trawöger ist noch nicht da, meldet Thallinger, wir hätten geglaubt, er sei bei euch drüben.

Die Sirene ertönt. Die Arbeit beginnt. Die Maschine steht nicht still. Den Lärmschutz aufgesetzt. Hinaus in die Halle. An die Plätze. Die eisernen Treppen hinauf. Verschwitzt tritt die Frühschicht ab.

Die Regler warten. Die Schaltpunkte. Die Gautschpresse. Die Siebwalze. Die Rollschneidmaschine. Alles geübt. Alles wie am Schnürchen. Der Handgriff wie gestern. Routine. An einem Schaltpult bleibt ein Platz leer.

Telefonisch verständigt Loidl, der Assistent, den Betriebsleiter: Trawöger fehle, die Maschinenführerstelle sei unbesetzt.

Der Betriebsleiter erteilt Weisung: Loidl an die Maschine, die Gehilfen warteten schon, bloß diese Woche keinen Stillstand mehr, die Sekretärin solle sich wegen Trawöger erkundigen.

Ein Knistern in der Leitung, der Summton schließlich. Niemand hebt ab.

Ersatz wird gesucht. Wer hat Freischicht? Ist Kiener zu Hause? Wann kann er kommen?

Um viertel nach zwei ist die Maschinenmannschaft komplett.

Endlich. Der Briefträger kommt die Straße herauf.

Der Mann öffnet die Tür, geht dem Postler entgegen. Dieser füllt erst den Briefschlitz bei Trawöger, kommt dann zur Gartentür.

Hörst Fritzl, hast du nicht einen Augenblick Zeit? Magst eine Halbe, geh, sei so gut, komm einen Moment herein, du kannst dir nicht vorstellen, was passiert ist, sagt der Mann und schiebt den Briefträger vor sich her in die Küche. Dort heißt er ihn sich niedersetzen, die Posttasche wegstellen, die Dienstmütze abnehmen: Bier steht auf dem Tisch, geübt öffnet der Mann die Flasche mit links, mit einem Klirren springt der Deckel vom Hals.

Du, weißt eh, sagt der Mann, ein Wahnsinn, aber der Trawöger Karl ist tot, ich habe es selber gesehen heute Morgen.

Nichts weiß der Briefträger, nichts vom Arzt, nichts von der Rettung. Da habe ich noch geglaubt, ein Unfall, sagt der Mann, vielleicht ist er bei einer Arbeit irgendwo heruntergefallen und hat sich etwas gebrochen, passieren tut ja viel, sagt der Mann, aber dass sich die Nachbarin gar so *durcheinander aufführt*, da habe ich mir gleich gedacht, da ist was Furchtbares geschehen, na, und dann ist die Rettung weggefahren, leer, wenig später auch der Doktor, ich habe mich momentan überhaupt nicht mehr ausgekannt, sagt der Mann, und gleich darauf ist die Gendarmerie gekommen und die Bestattung, da habe ich alles gewusst.

Der Briefträger sitzt am Küchentisch, leicht vornüber gebeugt, hat noch gar nichts getrunken, fährt sich mit der Hand über die Stirn, sieht zu, schüttelt den Kopf.

Geh, sagt der Briefträger ungläubig, ein Wahnsinn, der Karl, das gibt es doch nicht, was hat er denn gehabt?

Ich gehe hinunter und hinaus zur Gartentür, sagt der Mann,

mir scheint, zwei Beamte von der Gendarmerie waren da, einer war drinnen im Haus, der andere ist heraußen geblieben, Herr Inspektor, was ist denn passiert, frage ich den Gendarmen, *Selbstmord, so wie es bis jetzt ausschaut*, hat er gesagt, ich bin dann wieder herein, na, und kurze Zeit später haben sie ihn auch schon im Aluminiumsarg abtransportiert.

Geh, sagt der Briefträger und möchte es nicht glauben, gestern habe ich noch mit ihm geredet, mir wäre nichts aufgefallen, dass er etwas gehabt hätte, weiß man, was er sich angetan hat?

Bis jetzt noch nicht, sagt der Mann, das habe ich in der Aufregung gar nicht gefragt. Er war ja eher *ein verschlossener Mensch*, aber dass er sich umbringt.

So gut gekannt hast du ihn ja auch nicht, sagt der Briefträger, aber ihr wart ja früher in der Papierfabrik zusammen.

Ja, früher, in einer Schicht sogar, sagt der Mann, aber das ist lange her.

Schaut er dabei auf die Prothese, schaut der Briefträger auf den Lederstummel?

Immer wieder muss was Tragisches passieren, sagt der Mann. Ja, wie es der Teufel will, sagt der Briefträger. Er trinkt sein Glas schließlich aus, hängt sich die Tasche wieder um, setzt die Kappe auf. Er ist schon spät dran. Es ist schon nach zwölf.

Wer ist am Apparat? Wen möchten Sie sprechen? Herr Spitzer, für Sie. Augenblick, ich verbinde.

Ja, Spitzer hier, Betriebsbüro. Wer? Frau Trawöger? Ah, was?

Wie gibt sich eine Todesmeldung durch? Wie hört sich eine Selbstmordnachricht an?

Was sagt ein Vorgesetzter zur Frau seines Maschinenführers?

Ich muss Ihnen eine traurige Nachricht geben, hört Spitzer die Frau aus dem Hörer sagen, eine Pause tritt ein, aber mein Mann hat sich heute *das Leben genommen*.

Woher kommen in einem solchen Augenblick die Worte? Reicht der Vorrat aus? Hat er nicht in Kursen reden gelernt?

Wie sitzt der Betriebsleiter am Schreibtisch? Bestürzt? Fassungslos? Erschüttert? Ernst? Betroffen? Geschockt?

Wohin geht sein Blick? Auf den Kalender? An die Wand? Zum Fenster hinaus? In die Maschinenhalle hinein? Malt seine Hand unsichtbare Schraffuren auf den Planer, umspannt seine Hand noch stärker den Hörer?

Was hat er gesagt, hat die Frau noch etwas gesagt, ehe sie plötzlich aufgelegt hat?

Wie lange sitzt er reglos am Schreibtisch, wann will er den Werkmeister benachrichtigen, wann geht er zur Tür: Der Lärm der Maschine erfüllt das Büro, sobald er öffnet. Da geht alles nach Plan, Papier wird erzeugt, in der Steuerzentrale sitzt Kiener, der erste Gehilfe, bei ihm, der zweite, so scheints, steht am Tambour, hoch oben auf einer der Eisenstiegen, an der Trockengruppe, die Aufpasser, Braun und Marinc, messen und prüfen. Weiter vorn, an der Rollschneidmaschine: Hochbetrieb.

Wenn er es der Mannschaft von hier zuschreien würde, man hörte ihn nicht: Arbeit macht Lärm.

Der Mann hat Zeit. Er hat keinen Hunger. Er braucht nichts essen. Der Briefträger ist gegangen. Der Mann steht am Fenster. Draußen ist es ruhig. Die Schiebetür zu Trawögers Haus ist geschlossen. Das Auto ist verschwunden. Trawögers Frau ist weggefahren. Das ist gewesen, noch bevor der Briefträger gekommen ist. Die Frau trug noch dasselbe Kleid wie am Morgen. Noch nicht schwarz.

Witwe heißt das jetzt, denkt der Mann.

Viel später dann, wann?, hält ein Auto unten an der Kreuzung. Das wird Spießberger sein. Die fahren in die Schicht. Sie warten auf Karl. Sie wissen von nichts. Was reden sie? Erkennt er am Rücksitz nicht Hufnagl?

Wie lange ist es her, dass er neben ihm saß? Zehn Jahre?

Zwölf? Nur wenn das Wetter umschlägt, spürt er den Arm noch. Jetzt nicht.

Niemand verlässt das Trawögerhaus, niemand geht mit der Ledertasche, gefüllt mit Thermoskanne und Jausenbrot, die Straße zur Kreuzung hinunter. Niemand öffnet die Autotür und steigt ein.

Dann fährt der Wagen ab.

Wie lange dauert der Nachmittag? Der Mann hinterm Vorhang: die Sonne im Sinken, um zwei schon.

Die Windstille. Ein Rabe. Die Fernsehantenne: ein Dorn im Trawögerhaus. Die Pendeluhr schlägt.

Bewegung später: zwei Autos die Straße herauf: die Nachbarin, ihre Tochter, der Schwiegersohn. Sehen sie mich auch nicht? Die Frauen gehen ins Haus, der Schwiegersohn – schon in Schwarz – bleibt nur kurz, fährt wieder ab.

Wenn er durch Mauern sehen könnte: Was machen die Frauen jetzt? Räumen sie auf? Sitzen sie reglos am Tisch? Kochen sie Tee? Suchen sie Dokumente zusammen?

Wie der Nebel langsam die Sonne verwischt. Früh dämmert es. Drüben brennt noch kein Licht.

Wie wenn einen Augenblick die Zeit stehen bleiben würde: Spitzer beim Betreten des Aufenthaltsraumes kurz nach Pausenbeginn, vier Minuten nach halb sechs: die Maschinenmannschaft um den Tisch: hinten am Fensterplatz Pöll, zweiter Gehilfe, kaut mit vollen Backen, vor sich auf dem Tisch eine Zeitung, aufgeschlagen, eine Brotstulle, die Kante abgebissen, krümelt in fleckiges Butterpapier, im Haus erzeugt; Leichtbier im Glas; rechts neben ihm der Aufpasser Braun, wie er kurz aufblickt, zu kurz, sich wieder über die Dauerwurst bückt, bedächtig genau Scheiben schneidet: Wie steht es mit dem Alkohol? Ist die Ermahnung noch im Kopf?: im Glas Leichtbier.

Meine Herren, ich muss Euch kurz unterbrechen, ich habe euch eine Mitteilung zu machen.

Gegenüber Marinc, der Jugoslawe, Aufpasser wie Braun: Durch dicke Brillengläser machen zwei Augen sich klein, wie angewachsen bleibt auch bei Tisch die Kappe auf dem Kopf; er gabelt sich Fisch aus der Konservendose, trinkt aus der Flasche;

rechts zwischen Tür und Spindwand: steht Thallinger, erster Gehilfe: zeigt Muskeln und Sehnen, aus dem Overall wuchert Kraushaar, stellt auf den Tisch: Jausenbrot, Messer und Bierkrug;

Kiener zuletzt, der Ersatzmann, mit dem Rücken zur Tür, etwas abgerückt von den anderen: fühlt sich fremd an, schweißnass sein Trikot, saurer Geruch; in einem Hinterkopf kann man nicht lesen.

Leider ist es eine traurige Nachricht. Es handelt sich um unseren Kollegen Karl Trawöger. Wie mir seine Frau mitteilte – wie sagte die Frau? – hat er sich heute Vormittag plötzlich *das Leben genommen*. Ich bitte, dass ihr euch für eine Trauerminute erhebt.

Kürzer als ein Gedanke dauert: stehen alle. Zuletzt: Marinc nimmt die Kappe ab.

Jetzt steht die Zeit still.

Sechs Männer vor einem Stillleben aus Wurstbrot und Bier.

Wo schauen wir hin? Wem denken wir nach? Was machen die Hände? Ist heute heute? Steht Karl nicht doch mit am Tisch?

Unten an der Straßenkreuzung: geht automatisch die Beleuchtung an. Eine Peitschenleuchte gibt fahlgelbes Licht. Kurz nach fünf: Eine gedrungene Gestalt, ein glatziger Schädel tritt, von der Ortschaft kommend, in den Lichtkreis, biegt die Zufahrtsstraße herauf. Wie die Arme des Mannes beim Gehen weit ausschwingen. Knapp bevor der Glatzkopf die beleuchtete Szene verlässt, kann ihn der Mann am Fenster erkennen. Heidegger kommt, weiß der Mann, als dieser wieder ins Dunkel tritt. Nicht einmal ein Schatten ist jetzt erkennbar.

Jetzt müsste er beim Birnbaum sein, denkt der Mann, jetzt bei der Milchbank, jetzt schon den Gartenzaun entlanggehen. Schon läutet jemand an der Tür.

Beim Weggehen vom Fenster ein Blick auf das gegenüberliegende Haus: im Erdgeschoß brennt Licht, die Vorhänge sind zugezogen.

Heidegger setzt sich am Küchentisch zum Platz bei der Tür. Der Tisch ist abgeräumt, in der Abwasch: zwei gebrauchte Gläser, auf der Anrichte: zwei leere Bierflaschen.

Rasch steht eine frischgekühlte Flasche auf dem Tisch.

Er komme *gänzlich außertourlich*, meint Heidegger, aber die Geschichte mit Trawöger habe ihn nicht mehr in Ruhe gelassen.

Ja, im Dorf wisse man seit etwa Mittag, was passiert sei. Furchtbar.

Das heißt, man wisse, was passiert sei, aber nicht, wie es passiert sei, man hört verschiedene Sachen, sagt Heidegger, zuerst habe es geheißen, er habe sich erschossen, demgegenüber stehe die Meinung, dass er sich aufgehängt habe.

Wer hat was gesagt, fragt der Mann.

Im Frühjahr soll er ja ein paarmal wirklich vom Umbringen geredet haben, beim Eisstockschießen angeblich, der Seiringer Gust habe es gehört, aber gesagt werde viel, wer habe das denn ernst nehmen können, und das sei außerdem schon Monate her.

Von woher sollen denn die Leute auch wissen, was los war, sagt der Mann, wie ich am Vormittag zufällig aus dem Fenster schaue, sehe ich, dass ein Gendarm draußen steht, von dem habe ich es dann erfahren. Aber *wie und was* erfährst du natürlich nicht.

Er soll eine leichte Grippe gehabt haben, seit einigen Tagen schon, sagt Heidegger, aber deswegen bringt man sich ja nicht um, vielleicht ist auch irgendeine Meinungsverschiedenheit vorgelegen. Karl sei ja eher ein ruhiger Typ gewesen, vielleicht habe ihn etwas gedrückt, mit dem er nicht aus sich herausgehen konnte, vielleicht sei aber auch im Werk irgendetwas vorgefallen.

Weißt du, dass der Karl verwandt war mit der Obermeiertochter, die sich vor ein paar Jahren umgebracht hat, sagt der Mann, bei der hat es sich offenbar um eine *erbliche Angelegenheit* gehandelt.

Wir werden sehen, sagt Heidegger, ob sie ihn aufbahren werden. Es kommt wahrscheinlich drauf an, wie er ausschaut, ich meine, wenn er sich in den Kopf geschossen hat, wird es kaum möglich sein, hat er sich aufgehängt, kann man ihn eventuell noch so herrichten, dass nichts auffällt.

Weiß man schon, wann das Begräbnis stattfindet, fragt der Mann.

Am Dienstag, mir scheint, sagt Heidegger, beim Gasthof Reisinger ist jedenfalls schon der Kondukt für die Trauerfamilie bestellt worden, die Werksmusik und die Arbeitskollegen werden wahrscheinlich zum Lindner gehen.

Der Mann sagt nichts, Heidegger trinkt, dann redet er.

Wie meine Frau zuerst einkaufen war, hat sie die Trawögerin gerade aus dem Geschäft gehen sehen, erzählt Heidegger, geredet haben sie nichts miteinander, außer Butter und Brot soll sie noch ein halbes Kilo Aufschnitt mitgenommen haben.

Ja, die Tochter ist drüben bei ihr, sagt der Mann, der Schwiegersohn war auch schon da.

Wer wird denn den Sarg tragen, fragt Heidegger, wahrscheinlich doch die Fahrgemeinschaft um Spießberger, eigentlich müssten sie ja dich als Nachbarn fragen, aber mit deinem Arm wird das kaum gehen, sagt Heidegger.

Da hast du Recht, das wird kaum gehen, sagt der Mann, selbst, wenn ich wollte.

Alles wie gestern, wie immer: Meterprügel laufen ein, draußen am Holzplatz, werden entrindet, zerkleinert, zermanscht, mit De-Ink-Stoff versetzt: Holz wird verarbeitet, Papier wird erzeugt, die Papiermaschine läuft auf Hochtouren, der Koloss brüllt, sieben Meter Siebbreite, fünfundachtzig Meter Länge, Kilometer um Kilometer rollt sich die Papierbahn auf: Zeitungen von morgen.

Wie gestern um diese Zeit, es ist kurz vor acht, steht Thallinger, der erste Gehilfe, in der Raucherinsel, heute allein. Hinter dem Lärmschutz klopfen Gedanken laut den Schädel ab, ist es nicht lächerlich, dass ihm einfällt, dass er Karl heute eine geborgte Zigarette zurückgeben wollte?

Ein Blick durch den Saal: alles wie gestern, wie immer, scheint es, von hinten schaut Kiener wie Karl aus: massig, kräftig, untersetzt.

Worüber haben wir gestern gesprochen? War der Stillstand von voriger Woche das Thema?

Ein anderer Gedanke dann.

Nicht lange ist es her, wenige Wochen. In der Rauchpause zeigte ihm Karl den druckfrischen *Werkskurier*, in der Rubrik *Gespräch am Arbeitsplatz* sein Name, sein Bild: wie er stolz am Schaltpult steht, den Zeigefinger an einem Druckknopf, wie immer den Bleistift hinters Ohr geklemmt, so hat man Karl gekannt.

Schau her, sagt Karl in den Lärm und hält Thallinger die Zeitung hin, wie findest du das, und Thallinger liest: *Manchmal hat man den Eindruck, dass die Maschine nicht totes Material ist, sondern sich wie ein lebendes Wesen benimmt: einmal brav und folgsam, dann wieder bockig oder gar hinterlistig. Sie liebt es, wenn man sie sorgsam und pfleglich behandelt und rächt sich für Schlamperei und Unachtsamkeit*, liest Thallinger, was Trawöger der Werkszeitung gesagt hat.

Über das gute Zusammenspiel zwischen Maschinenführer

und erstem Gehilfen liest Thallinger, und den Satz: *Bei uns läuft das ohne Probleme*, da kann sich einer auf den anderen verlassen.

So ist es gewesen. Es ist nicht lange her.

Thallinger dämpft seine Zigarette im metallenen Aschenbecher aus, ehe er die Raucherinsel wieder verlässt und an seinen Platz zurückgeht.

Es ist, wie es immer war. Wie gestern auch.

Und alles ist anders.

Im Dunkeln sitzt der Mann am Fenster hinter dem Vorhang. Drüben brennt Licht.

In der Hand hält er ein Blatt Papier. Spät am Abend ist der Partezettel ausgetragen worden. Mit der Kramerin, der Frau, die ihm die Parte gebracht hat, hat er kein Wort gewechselt. Es ist alles bekannt.

Noch im Vorhaus hat er die Anzeige gelesen, später wieder in der Küche. Auf weißem, schwarz umrandetem Papier ein Name in dicken Buchstaben: *Karl Trawöger*. Maschinenführer in der Papierfabrik. Mitglied der Freiwilligen Feuerwehr und des Sportvereins. Unerwartet von uns gegangen. Im zweiundfünfzigsten Lebensjahr. Wir geleiten unseren lieben Verstorbenen am Dienstag zur letzten Ruhestätte. Der Rosenkranz wird am Samstag gebetet. In tiefer Trauer.

In der Dunkelheit des Zimmers kann der Mann keine Buchstaben mehr auf dem Zettel erkennen, das Papier raschelt, der Mann kennt die Namen, die unten angeführt sind. Die Gattin, der Bruder, die Tochter, der Schwiegersohn, die Enkel. Als gingen sie schon dem Sarg nach: so sind die Namen der Trauerfamilie hinter- und nebeneinander gedruckt worden. In der linken Ecke der Parte ein Kreuz.

Wie gern er im Dunkeln sitzt. Das Denken fällt leichter. Wie es früher war. Die Arbeit an der alten Maschine. Dort war es noch lauter als heute.

Müssen jetzt diese Gedanken kommen?

Ein Donnerstag war es, wie heute. Und Nachmittagsschicht. Und laut. Plötzlich still. Maschinendefekt. Wo war es? Vorn an der Rollschneidmaschine? Trawöger und er, die Gehilfen, besehen den Schaden zuerst. Nichts Ernstes. Er bückt sich, geht zu Boden, greift in die Trommel. Aha, das haben wir gleich.

Wer gibt wem ein Zeichen? Plötzlich laut. Ein Messer. Ein Schrei. Papier färbt sich rot.

Erinnerung schmerzt. Der Mann steht auf und geht vom Fenster weg ins Schlafzimmer hinüber. Vielleicht kann er schlafen.

Wie die linke Hand beim Nachdenken den Partezettel kleiner und kleiner gefaltet hat.

Halb zehn Uhr abends. Schichtwechsel.

Groiss und Hufnagl warten am Parkplatz auf Spießberger. Hufnagl raucht, sein Husten brodelt auf, in weitem Bogen spuckt er aus.

Von wem habt ihr es erfahren, fragt Groiss. Hufnagl macht einen tiefen Zug an der Zigarette, ehe er den Stummel austritt. Ein Wahnsinn, sagt er. Ein Verlust für das Werk, Karl hat eine Einstellung zur Arbeit gehabt, da könnt euch ihr Jungen eine Scheibe abschneiden.

Bis Spießberger kommt, wird nichts mehr geredet, Groiss scharrt mit den Schuhen im Kies.

Viel weiß er nicht über Karl. Man ist aus demselben Dorf. Man ist miteinander zur Arbeit gefahren. Man hat über das Werk geredet. Über die Großinvestition, die neue Papiermaschine. Und über Fußball. Karl hat kein Heimspiel der Werksmannschaft ausgelassen. Ein echter Experte. Seit fast dreißig Jahren die Höhen und Tiefen des Vereins miterlebt. Und kennt noch die Namen aller Spieler. Zoister, Minihold, Sendelsburner, Schmiedinger, Piesl, Gruber, das waren noch Zeiten, da bist du noch mit den Mücken geflogen, sagt Trawöger am Sportplatz zu Groiss.

Karl, du könntest bei *Wetten, dass …?* antreten, mischt sich einer aus dem Kalandersaal in das Gespräch ein, du wettest, dass du allein an der Aufstellung erkennen kannst, wann das Spiel stattgefunden hat. Das ist für den Karl zu leicht, meint einer der Umstehenden. Alle lachen.

Spießberger kommt. Auf der Fahrt über den Fabriksplatz und durch die Werkseinfahrt redet niemand etwas. Schließlich beginnt Spießberger zu sprechen. Ich war noch schnell in der Betriebsleitung, sagt er den beiden am Rücksitz. Morgen würde jemand von der Werksleitung sowie der Betriebsleiter der Frau Trawögers einen Kondulenzbesuch abstatten. Für das Begräbnis stelle der Betriebsrat einen Kranz bei. Trotzdem, habe ich mir gedacht, sagt Spießberger nach hinten, dass wir ihr extra Beileid wünschen, vielleicht können wir das gleich erledigen.

Knapp vor zehn Uhr hält der Wagen an der Kreuzung. Heute steigt niemand aus dem Auto aus. Jeder der Wageninsassen richtet seinen Blick zu den zwei Häusern am Ende der Zufahrtsstraße hinauf, das linke ist das Trawögerhaus. Im Haus brennt kein Licht.

Es schaut so aus, als ob gar niemand zu Hause wäre, sagt Hufnagl, vielleicht ist es doch besser, wir warten bis morgen, sagt Spießberger.

Kurz nur hat der Wagen an der Kreuzung gehalten, dann setzt er sich wieder in Bewegung und fährt in die Ortschaft hinein.

Lange steht die Frau am Fenster des Schlafzimmers. Sie hat kein Licht gemacht. Draußen ist es ruhig. Der Wagen steht vor dem Garagentor. Im Nachbarhaus gegenüber ist es schon finster. Auch der Nachbar weiß es schon. Wie alle Leute. Hinter ihrem Rücken werden sie darüber reden.

Ich will allein zu Hause bleiben, hat die Frau zu ihrer Tochter und deren Mann gesagt, und sie weggeschickt. Jetzt kann sie nicht schlafen. Das Bett ist noch unberührt. Auf dem Nachtkästchen des Mannes liegen die neuen Socken, die sie am Vorabend dorthin gelegt hat. Daneben tickt der Wecker. Karl hat ihn gestern Abend aufgezogen.

Wenn ich gestern nachgefragt hätte, denkt die Frau.

Hast du etwas, fragt die Frau in die Stille nach dem Lichtabdrehen ihren Mann. An seinem Atem hört sie, dass er noch nicht schläft. Nein, es ist nichts, sagt Karl. Dann schlafe ich jetzt, sagt die Frau, ich bin müde.

Wenn ich heute Früh aufmerksamer gewesen wäre, denkt die Frau, als ich aufgestanden war, war ich mir sicher, dass er noch schlief.

Wenn ich ihn wenigstens von der Küche aus gehört hätte, macht sich die Frau Vorwürfe, es brennt in ihrer Brust, aber sie kann jetzt nicht weinen.

Hat ihr Mann Antidepressiva genommen, fragte der Arzt, als es schon zu spät war.

Gestern Abend um diese Zeit, denkt die Frau. Dort in dem Bett ist er neben ihr gelegen. Heute Vormittag, als er schon tot war: Das Bett war noch warm von seinem Körper, sie hat es gespürt.

Warum hat sie ihn nicht gehört, als er die Treppe herunterkam?

Sie arbeitet in der Küche, wenn Karl Nachmittagsschicht hat, steht er manchmal später auf, gegen dreiviertel zehn Uhr wundert sie sich, dass er immer noch nicht zum Frühstück gekommen ist, im Stiegenhaus ruft sie nach ihm, keine Antwort, er wird doch nicht noch schlafen, sie geht in den ersten Stock hinauf, in das Schlafzimmer hinein, ein Blick: nein, da ist er nicht mehr, Karl, wo bist du denn, keine Antwort, hat er denn das Haus schon verlassen, ein Blick aus dem Fenster, unten vor dem Garagentor steht das Auto, sie geht die Treppe hinunter, im Wohnzimmer ist er nicht, ist da nicht die Tür zur Garage offen, bist du da drinnen, Karl, keine Antwort, ist da schon die Angst gekommen?, aus der Garage ist nichts zu hören, trotzdem geht sie zur Tür: einen umgestoßenen Stuhl sieht sie zuerst, dann Karl.

Kein Streit, kein lautes Wort. Kein Abschiedsbrief.

Im Dunkeln steht die Frau am Fenster des Schlafzimmers.

Einmal, Damals

Welche Jahreszeit? Ende Mai, Anfang Juni.

Was hörst du? Das Kreischen einer Kreissäge, vielleicht das Schlagen einer Axt im Wald, von weit weg. Keine Autos. Und immer: das Zwitschern der Vögel draußen vor den geöffneten Fenstern, Schwalben, Spatzen, Meisen.

Immer ist Frühling im Kopf, wenn ich hier stehe, hinter dem Gebäude, in dem ich als Kind zur Volksschule ging. Immer blühen die Sträucher, immer glänzt der rupfige Wiesenboden knallgrün in der warmen Sonne, immer streicht ein leichter Wind über die Kante, von der es steil hinunter geht in das *Waldstadion*, eine Senke, wenige Meter schmal, begrenzt durch einen Streifen Wald auf der anderen Seite: Zwei kleine Tore stehen hier auf dem unebenen, von Maulwürfen aufgegrabenen Boden, auf dem wir unsere Fußballschlachten austragen.

Austrugen. Kalt ist es an der Kante, mit hochgeschlagenem Mantelkragen gehst du die rückwärtige Front der Schule entlang, schaust in die ebenerdigen Fenster hinein: Hier war der Raum für die Ausspeisung. Gibt es nicht mehr. Hier die Garderoben. Wurden umgebaut. Von den Fensterrahmen splittert feiner Lack. Du hast sie einmal frisch gestrichen. Dein erster Ferienjob. Lange ist es her.

Es ist warm in der Klasse. Flirrende Nachmittagsluft vor den Fenstern. Sattgrün die Blätter. Letzte Schulstunde für diesen Tag, Lesen. Wohlige Müdigkeit hat sich verbreitet. Lümmelst dich auf die Bank, Augen im Tiefflug über den Zeilen. Jemand liest eine Geschichte aus dem Lesebuch. Stockend, mit leiser Stimme. Weiß nicht mehr, wer. Anna mit den schwarzen Zöpfen. Ewald, der Zeitungsausschnitte von Cassius Clay sammelt und in der Pause gerne boxt. Max, der Zugang zu den WOCHENEND-Heften seines älteren Bruders verschaffen kann. Karin, die gern den Arm um dich legt, was du nicht magst. Inge, die beim Rechnen endlos lange an der Tafel steht und nichts begreifen will.

Vorne am Katheder sitzt der Herr Direktor. Nach zwei Absätzen unterbricht er, ruft jemand anderen auf. Er hat schlohweißes Haar, ein feuerrotes Gesicht und trägt einen violetten Arbeitsmantel.

Du musst fleißig lernen und immer folgen. Du darfst dich nicht wild aufführen, dann kann dir nichts passieren. Wenn du etwas weißt, musst du aufzeigen. Du sollst nicht vorlaut sein. Du sollst dir beim Schönschreiben etwas mehr Mühe geben. Den Dreier in Äußerer Form sollst du bis zum Schulschluss ausbessern. Du brauchst ein gutes Zeugnis, wenn du ins Gymnasium gehen willst. Im Herbst kommst du nach Linz.

Als du im Wald ein Tiergerippe fandest. Als du von der Friedhofsmauer auf kleine Ziersträucher heruntersprangst. Als sich die Heiligen Drei Könige zerstritten und der Stern nach Hause gehen wollte. Als es an zwei Tagen hintereinander Brandalarm gab. Als der Ministrant mit der Weihrauchfassglut ein Loch in den teuren Kirchenteppich brannte. Als du dir den alten Zarl im Sarg angeschaut hast. Als du bei einem Bauern Eier aus dem Hühnerstall gestohlen und hinter der Scheunenwand zerschossen hast. Wie du dem Christkind auf die Schliche gekommen bist. Wie die Mutter gesagt hat, dass du jetzt schon groß bist. Der Moment des Aufwachens am Morgen nach der Nacht, als sie starb. Der Zorn auf die Lehrerin, die deine Aufsätze nicht herausrückte. Wie du nicht durch das Kanalrohr kriechen wolltest. Wie du in der verfallenen Kegelbahn deine erste Zigarette geraucht hast. Wie der Pfarrer während der Silvesteransprache einen Schlaganfall erlitt. Wie du den Kasperl gemacht hast, als die Lehrerin nicht in der Klasse war. Wie die Gendarmen die verrückte Resl in das

Narrenhaus gebracht haben. Wie sich der Rabensteiner aufgehängt hat. Wie du dich gefürchtet hast, über die Bundesstraße 1 zu gehen. Wie du ins Internat gekommen bist.

Erinnerst du dich? Im Leiterwagen bretterst du die Gemeindestraße zu Tal. Die Fensterscheibe klirrt nach dem Torschuss. Auf dem beheizten Fensterbrett im Gemeindeamt, hinter der Vervielfältigungsmaschine, ist dein Zufluchtsplatz. Karl May bäckt dir die Wangen rot. Du liebst die kerzenbeleuchtete Kirche in der weihnachtlichen Roratezeit. Wenn die Atemluft nichts ist als eine dampfende Wolke. Du jubelst am Tag vor dem Kirtag, wenn die Schießbudenbesitzer ihren Stand aufbauen. Mit klopfendem Herzen läufst du den fahrenden Kesselflickern nach, bis du sie aus den Augen verlierst. Du staunst, wenn die Großen im Wirtshaussaal Theater spielen. Du suchst in der Aurach nach rund geschliffenen Kieseln.

Du stehst hinter der Schule und suchst nach Spuren von gestern. Spitzt die Ohren, hebst den Kopf, als könntest du das Lachen aus den Klassenzimmern im ersten Stock vernehmen. Helle Stimmen, wenn die Kinder nach Unterrichtsschluss in die Garderobe laufen. Dort, wo der große Baum stand, um den ihr in der Pause herumgetollt seid, wurde die Turnhalle gebaut. Das *Waldstadion* ist völlig verwachsen, verwildert, die Tore stehen nicht mehr.

Willi sitzt direkt hinter dir. Er ist noch nicht lange bei euch, muss die Klasse wiederholen. Zu Hause darf er schon mit dem Traktor fahren. Und er hat beim Völkerball den schärfsten Schuss. Mit ihm möchtest du nicht raufen, wenn es nicht unbedingt sein muss.

Bis auf das monotone Lesen ist es sehr ruhig. Und ein wenig langweilig. Du bist viel schneller als die, die den Text laut lesen. Schnell weißt du über die Geschichte Bescheid.

Dann raschelt es hinter dir. Willi möchte dir eine Mitteilung machen, kritzelt auf ein Stück Papier. Fragend hebst du den Kopf, schaust nach hinten, siehst nichts, Willi zeigt dir das

Blatt. Du kannst nichts erkennen. Ungelenke Zeichen, du weißt nicht, was er meint. Er formt mit den Lippen unhörbar ein Wort. Du hebst die Brauen, du verstehst ihn nicht. Da flüstert er, es ist ein einziges Wort, das die Zeichnung erklärt. Willi sagt: »Bu-Bu-Busen«.

Der Herr Direktor ruft dich auf. Willi lässt die Zeichnung mit einem Ruck in seinem Lesebuch verschwinden. Du weißt nicht, wo du weiterlesen sollst. Irgendwo beginnst du. An der falschen Stelle. Der Direktor unterbricht dich. Du sollst zu ihm hinauskommen. Der Weg zum Katheder ist weit. Der Direktor hat gesehen, dass du nicht aufgepasst hast. Er hat beobachtet, wie Willi mit dir geflüstert, wie du gegrinst hast. Scharf schaut er dich an. Was hat er gesagt, fragt er. Wenn so gefragt wird, wie der Direktor fragt, ist es immer streng gemeint.

Es gibt Dinge, die verboten sind, Worte, die nicht ausgesprochen, Geheimnisse, die nicht verraten werden dürfen. Es gibt Dinge, die niemanden etwas angehen. Das Versteck im Wald ist geheim. Es gibt ein Indianerehrenwort. Die Seeräuberkarte, die du ihm Garten vergraben hast, ist geheim. Das Doktorspiel geht niemanden etwas an. Max' älterer Bruder darf nichts davon erfahren, dass ihr seine Sexhefte anschaut. Dass du nachts manchmal weinst, geht niemanden etwas an. Steif stehst du vor dem Direktor, verkrampft, den Kopf eingezogen, als würdest du Schläge erwarten.

Na, was hat er gesagt? Ich habe Zeit, sagt der Direktor.

Wie alle schauen. Sind aus dem Dämmern aufgeschreckt. Kurz vor dem Läuten passiert noch etwas Außergewöhnliches. Wer vor dem Direktor steht, hat etwas ausgefressen. Warum sagt er denn nichts? Zeigt doch sonst immer so eifrig auf. Bekommt bloß eine rote Birne.

Manche sind auch erschrocken. Wenn der Direktor gut aufgelegt ist, ist die Stimmung gut in der Klasse, wenn er sich aber aufregt, wird sein roter Kopf dunkelrot, und er kann dann sehr böse werden. Dem Direktor muss man folgen. Nicht immer ist das möglich. Wer schwätzt, keine Hausaufgaben oder beim Einmaleins drei Fehler macht, muss dableiben. Auch wer in der Pause rauft. Wer Unschamhaftes denkt oder ausspricht, begeht eine Sünde, sagt der Herr Pfarrer. Wer nicht antwortet, wenn er gefragt wird, muss dableiben, sagt der Herr Direktor. Wer dableiben muss, den bestraft der Vater zu Hause. Warum hast du nicht gefolgt, hat die Mutter gesagt, einmal, das hast du davon. Aber jetzt ist sie tot. Wer seinen Schulkameraden verpfeift, ist ein Feigling und darf nach der Schule verprügelt werden.

Was hat er gesagt, fragt der Direktor. Die Zeit steht still. Die Luft flimmert. Dein Kopf rauscht. Tränen lauern sprungbereit. Wenn du nichts sagst, musst du dableiben. Wenn du etwas sagst, bist du ein Verräter. Wenn du nichts sagst, informiert der Direktor den Vater. Wenn du es sagst, bist du ein Schwächling.

Wie lange stehst du vor der Klasse? Eine Kinderewigkeit. Du bist kein Held. Eine Zeit lang hältst du stand, dann sagst du das Wort. Du darfst dich wieder setzen. Willi bekommt eine Eintragung ins Klassenbuch. Willi sieht dich nicht an. Du schaust ihn nicht an. Die Scham ist eine dunkelschwarze Wolke. Irgendwie gehst du nach Hause. Wie dir die anderen nachschauen. Der Vater erfährt nichts. Im Herbst kommst du ins Internat. Du sollst die Wiese vergessen, das Barfußlaufen, den muffigen Geruch der Garderobe, den violetten Mantel, die Seeräuberkarte, das *Waldstadion*.

Ein kühler, windiger Wintertag, an dem du vor der Schule stehst, schaust, hörst: wie das schrille Läuten der Pausenglocke nach außen dringt. Zwei Kinder, mit Taschen bepackt, beobachten dich.

Dort vor der Tür steht ein Mann, der schaut so komisch her. Vielleicht sucht er was. Den habe ich noch nie gesehen. Den kenne ich nicht. Der ist nicht von hier.

Ebensee, Walding 2007